お医者さんがやっている「加齢ゲーム」で若返る！

常喜眞理
Joki Mari
医学博士・常喜医院院長

さくら舎

プロローグ――「加齢ゲーム」って何？

この本を手に取ってくださったみなさんの、こんな声が聞こえてきそうです。

「加齢ゲーム？　そんなのやりたくなーい」「加齢なんて言葉、聞きたくないわ！」

ごもっとも。

私は57歳になりますが、やはり加齢や老化といった言葉には抵抗感があります。しかし悲しいかな、人間である限り加齢を回避できる人は一人もいません。

老化は体に限らず、心にも忍び寄ってきます。そしてそれは誰にとっても初体験。50代を過ぎ、女性であれば更年期以降から、人の体は大きく変わりはじめます。もちろん、その予兆はもっと前からあったことでしょう。いずれにせよ、私たちの体は新しいモードに入るのです。つまり、本格的な老化が始まります。

変わろうとする体や心にどう対処するかは、なかなかむずかしいものです。若い頃の健康常識・健康管理は、必ずしも通用しません。うまく歳《とし》をとるにもコツがあるのです。

ならばいっそのこと、しっかりと現実を受け入れて、加齢や老化に立ちはだかっている「障害物」の攻略法を練《ね》ってみてはどうでしょう。

この本では、私たちの前に立ちはだかる老化を「障害物」に見立て、それをどうクリアしていくかを考えていきます。来るべき体の変化を予《あらかじ》め知り、しっかり対策を立てる。こうして「加齢ゲーム」を勝ち抜くことで、健康寿命は確実に延びていくはずです。

「加齢ゲーム」とは、さまざまな加齢現象にゲーム感覚で楽しく立ち向かっていくことです。沈んだ気持ちではますます老いがつらいことになり、万病のもとにもなります。

そして最後には、このゲームの終わらせ方、つまり「人生の仕舞い方」についても言及したいと思います。そんなことはまだ早い、と思うかもしれませんが、元気なうちにこそ考えるべき問題です。「人生をどう仕舞うのか」。それを明らかにすることで、きっと「生」はさらに輝くことでしょう。

みなさんは昔からある「人生ゲーム」というボードゲームで遊んだことがありますか？

「入学」「就職」「結婚」など、人生のライフイベントを経ながら運命の分かれ道で一喜一憂する楽しいゲームです。

これを、健康第一で歳を重ねる「加齢ゲーム」に置き換えてみます。

女性なら誰もが通る「更年期」。ここを上手にクリアするにはどうすればいいか。老眼が進む。これも年齢という駒を進めるうちに必ずやってくる通過ポイントです。

でも、悪いことばかり起こるとは限りません。「長年悩んでいた便秘が治《なお》り、肌つやアップ」とか「膝《ひざ》痛がなくなって、行きたかった旅行に」という思わぬボーナスがあるかもしれません。

一方、よかれと思って始めた健康対策があとで裏目に出てしまったり、あの時点で治しておけばよかったと後悔することがあったり、大きな落とし穴もあるので要注意。「加齢ゲーム」を勝ち抜いていくには、正しい健康知識が必要になってきます。

そのヒントをお教えするのが、この本です。

健康を制すれば、加齢も怖くなくなります。

年齢とともに起こりがちな不調は、そのときどきにちょっとメンテナンスするだけで、たどる道が変わってきます。また「無理をしないで、ここで3回休む」をあえて選択することで、結果オーライにつながることもあるでしょう。

さあ、あなたもここらで覚悟を決めて「加齢ゲーム」に参加し、うまく歳をとるコツを身につけていきませんか。

私は東洋医学や、怪《あや》しさ満載のものでなければ民間療法も否定しません。すでに常識となっている日常生活の健康管理術も、「それがストレスになるようなら、やらなくてOK」派。大事なのは、楽しく人生を送ることに尽きると考えています。

私がクリニックでみなさんのお話をうかがっていると、「とにかく長生きしたい」という方より「死ぬ日まで元気でいたい」という方のほうが圧倒的に多いようです。

いわゆる「ピンピンコロリ」ですね。そんな健康人生を目指してみましょう。
目指すゴールは、「死ぬまで元気な心と体！」です。

◎目次

ROUND2　自分の体調を知って先手を打つ！

認知症の予防対策

ROUND4　自分が望むゲームセットにするために

加齢ゲームの終着点

お医者さんがやっている
「加齢ゲーム」で若返る！

ROUND1

「50代からの体の変化」がスタートライン

50代からは「骨と筋肉」

骨量測定のすすめ

50代以降の女性の健康キーワードは、ずばり「骨と筋肉」です。

腰が痛い、膝《ひざ》が痛い、手や指の関節が痛い。そんな不調が顕著に表れるのが50代以降です。それを放っておくと、取り返しのつかない事態になることも！

「痛いから動かない」→「筋力が低下する」→「体を支えることがきつくなり、疲れやすくなる」→「運動や外出がおっくうになる」→「運動不足で、ますます筋力が低下」→「さらに疲れやすくなる」……と、負のサイクルに陥《おちい》ってしまいます。

そんな中、骨折などのケガや大きな病気をして長期間動けなくなると一気に筋力が落ち、寝たきり予備軍になる危険性が大です。

このように、筋力の低下が進み、身体機能が低下していく状態を「サルコペニア」と呼び、要介護になるきっかけとして注意が促されています。

中高年の転倒事故の原因の一つは、足腰の筋肉の衰《おとろ》えから「すり足」気味になることからきています。ちょっとした段差でもつまずきやすくなるのは、そのためです。

運動不足による筋力の低下は、膝痛や腰痛などの悪化も招きます。首・肩の筋肉が落ちれば、首・肩こりもひどくなるでしょう。最近の研究では、運動不足と認知症が関連しているともいわれているので、無関心ではいられませんよね。

加齢による骨の老化も見逃せません。とくに女性は、更年期を境に女性ホルモン（エストロゲン）が減ってくると、骨をつくる働きが鈍り、骨の量が減って骨粗しょう症になりやすくなります。女性は60歳以降で約25％、80歳以上では男女ともに50％以上の人が骨粗しょう症になっています。

骨がもろくなると簡単に骨折しやすくなるので、**60歳前後に一度骨量の測定をしておくといいでしょう。**毎年は必要ありません。できれば、かかとや手から測定する簡便型より、微量のX線を用いた「デキサ法」という腰の骨や股関節を測定する方法のほうが正確に測ることができます。

生活の質を保ち、やりたいことをやれる人生のために、50代以降は骨と筋肉を守る生活を心がけましょう。

自分の足腰が弱っていないか
チェックしてみましょう

以下の項目に１つでも当てはまる方は要注意。
足腰が弱りはじめているサインです。
今からでも遅くはありません。
骨や筋肉を守る生活習慣を実践していきましょう。

▼
▼
▼

□片脚立ちで靴下がはけない

□家の中でつまずいたりすべったりする

□階段を上がるのに手すりが必要である

□家のやや重い仕事（掃除機の使用など）が困難である

□２キログラム程度（１リットルの牛乳パック２個程度）の買い物をして持ち帰るのが困難である

□15分くらい続けて歩くことができない

□横断歩道を青信号で渡りきれない

（日本整形外科学会「ロコモパンフレット」2015年度版より）

ながらスクワットで筋トレ

丈夫な骨と筋肉を維持するために大事なのは、運動と食事です。
運動することで骨や筋肉の血流の流れがよくなり、骨をつくる細胞の働きが活発になるほか、筋肉も鍛えられます。

でもハードにやると逆に足腰を痛めてしまうので、体に負担のかからないやり方で毎日続けることが肝心です。体に痛みがあるときは運動を控え、そして痛みが引いたら、少しずつ運動を再開すること。重要なのは、運動習慣を維持することです。

「私は毎日ウォーキングをしているから大丈夫」と安心していてはいけません。たしかにウォーキングは全身運動で、有酸素運動として有効です。精神的にリフレッシュできる効果もあるでしょう。

しかし筋力をしっかり維持するには、それだけでは不十分です。ある程度の負荷をかけなければ、すぐに弱ってきてしまいます。風邪などで3日間寝込んでいただけで、体に力が入らなくなるという経験は多くの方がされていると思いますが、筋肉は使っていなければすぐなまけてしまって働きをやめてしまうんです。

では、どんな運動をすればいいのでしょう。

私がおすすめしている筋トレは「スクワット」です。

立つために体を支えるには、まず下半身がしっかりしていることが大事です。**下半身には体の7割の筋肉が集中しているので、下半身を鍛えるスクワットが効果的。**しかも、いつでもどこでも手軽にできます。

「忙しくて、そんなことやる暇がないわ」という方は、歯磨きなど毎日必ずしているルーティンの間に「ながら運動」として取り入れてもいいでしょう。

私は洗髪のあと、ドライヤーをかけながらスクワットをしています。なかなか運動する時間を確保できないので、「ドライヤーをかける時間はスクワット」と習慣づけているのです。

膝を痛めないよう、あまり深く曲げずになるべくゆっくり50回。腕を上げていると効果も高いといわれているので、ドライヤーをもっているときの体勢もちょうどいいようです。

初心者スクワットのやり方

①肩幅に足を開く。手は前に伸ばす（椅子の背もたれを持つ）。

②背中・手・膝はまっすぐのまま、股関節を曲げて少し前傾姿勢になりお尻を後ろに出す。

③ゆっくり膝を曲げる。90度以上は曲げないで、ゆっくり戻す。

＊腰が痛く②の動作ができないときは、お尻に力を入れ、肛門を地面に向けるよう骨盤を前に少し倒し、膝に負担がかからないよう③の膝曲げは少しだけにしましょう。
いずれも、ゆっくり動く、かかとに重心を置く、お尻と太ももの筋肉に力を入れるよう意識してやりましょう。

4～5回でもいいから始めましょう。続けることが大事です。

膝や腰に痛みを感じる場合は、無理にせず医師と相談してください。

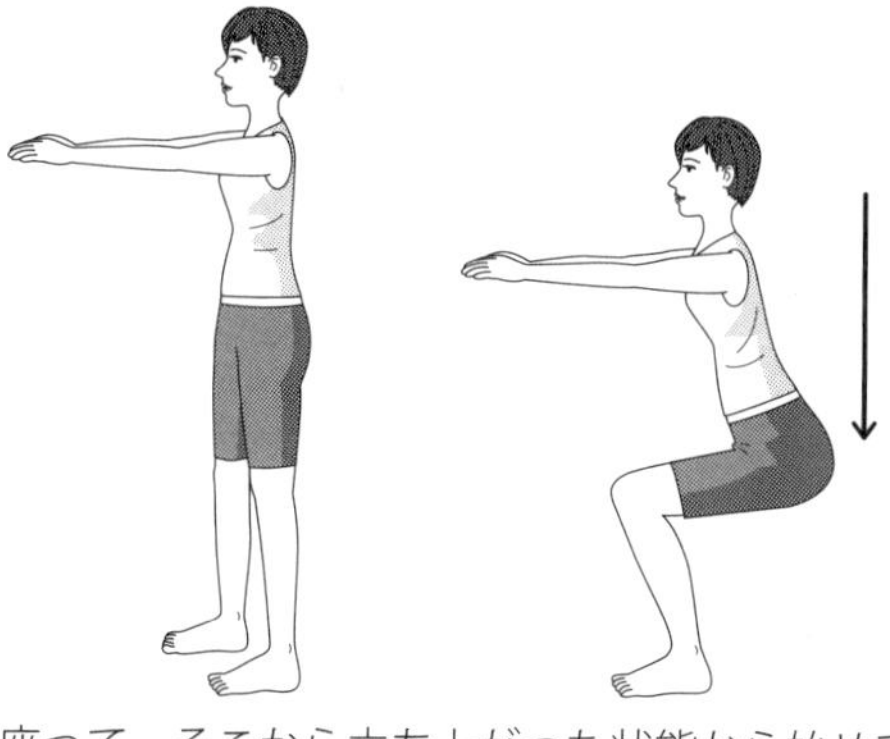

椅子に座って、そこから立ち上がった状態から始めてもいいでしょう。万一、バランスを失っても椅子が受けとめてくれるので、膝を曲げすぎることもありません。

健康情報を鵜呑みにしていませんか?

「足腰を鍛えるために、エレベーターやエスカレーターを使わず、階段の上り下りを心がけましょう」

そんな情報がインプットされていませんか?

でもそれは大間違い。立っているだけで膝への負担は2倍くらいかかっており、階段昇降による負担は7〜8倍になります。万一、膝を痛めて手術しても、けっして元どおりにはなりません。

関節をなるべく長く、痛みなく使っていくには、不要な負担はかけるべきではないのです。エレベーターやエスカレーターは積極的に利用しましょう。

私は水泳もあえておすすめしていません。というのは、水泳中はプールの水を飲み込み、肺に入ってしまう可能性があるからです。もちろん浴室でも可能性があるのですが、水の中にはさまざまな菌がいます。

趣味として楽しんでやっている分にはいいのですが、「健康のために」とか「水泳は嫌いだけど、運動を始めるなら体に抵抗の少ない水泳がいいらしい」と考えて、わざわざ無理をしてまでがんばる必要はありません。

誤解のないように繰り返しますが、私がお止めするのは、好きでもないのに無理にやろうとしている場合。山登りが好きという人に「危険だからやめて」とはいえないように、「水泳が楽しみ」という方にはやってOKとお伝えしています。

安全のことばかり考えていたら、何もできなくなってしまいますからね。ただ「こういう危険性もないとはいえない」と頭に入れておくだけで、体調がイマイチのときは休むという選択肢も出てくると思います。

水泳に限らず、運動嫌いな人が「運動しなければ」と無理してやること自体、ストレスになります。そういう方は、気分転換を兼ねたウォーキングくらいから始めてはいかがでしょう。ラジオ体操やストレッチでもいいと思います。

何事も、無理は禁物です。

50代以降の筋トレの目的は、アスリートになることではありません。あくまでも筋力の維持が目的です。筋肉の再生力が落ちている中高年が、いたずらに筋肉を壊すことは逆効果。強すぎる負荷は関節を痛めるだけです。

ついがんばりすぎたり、自分ではいいと思ってやっていることが、逆に不調を招く原因にもなりかねないので注意してくださいね。

骨や関節に効くサプリメントも飲むべき？

骨や筋肉を丈夫に保つには、運動のほかに栄養も重要です。

骨の形成に役立つカルシウムやビタミンD、ビタミンK、骨密度や筋力の低下を防ぐたんぱく質も積極的に摂《と》りましょう。

筋力や骨密度を低下させない食品は、カルシウムを多く含む乳製品、小魚、干しエビ、小松菜、チンゲン菜、大豆製品など、ビタミンDを多く含む鯖《さば》、鮭《さけ》、ウナギ、サンマ、イサキ、カレイ、椎茸、卵など、ビタミンKを多く含む納豆、ほうれん草、小松菜、にら、しそ、ブロッコリー、キャベツなど、たんぱく質を多く含む肉、魚、卵、乳製品、大豆製品などです。

カルシウムの吸収を高めるビタミンDは、食品で摂るほか日光に当たることでも活性化されるので、紫外線対策をして1日15分程度でも意識的に日光に当たるように心がけてください。

昨今は紫外線の害が叫ばれていますが、柔らかい木もれ日程度に短時間当たるくらいなら問題ありません。顔には日焼け止めを塗ってくださいね。

理想は栄養バランスのよい食生活ですが、現実はなかなかそうはいきません。子育て中はがんばって栄養を考えた食事をつくっていたけど、今はそこまで……という方も多いことでしょう。

そこで、普段の食事で不足しがちな栄養素をサプリメントで補おうと考える方も多いのでは？　でも骨のためにと思って、カルシウム系のサプリメントをやたらと摂るのは考えものです。**カルシウムだけを過剰に摂取すると、逆に骨の破壊を進めます。**くれぐれもほどほどに。

近頃は「いつまでも元気に歩ける体のために」と称して、コンドロイチンやグルコサミンなどを含むサプリメントが多く出回っていますが、確実に効くとはいい切れません。日本整形外科学会では、絶対にだめとも、効くともいっていないところが明確に判断しかねる実態を物語っているように思います。

そもそも、薬やサプリメントを飲んで、どうやって効《き》いていくかというと、その成分が胃や腸から吸収されて血液の中に入っていき、必要な場所に届けられるという仕組みです。

しかし関節の中には関節液というものはありますが、関節内に血流はありません。だから血液に入った成分が関節内に直接到達することはなく、大方は排泄《はいせつ》されて終わり、ということが考えられます。

整形外科では、ヒアルロン酸や痛み止めなどを関節内に直接注射するという方法をとるのが一般的です。

さらに、普段飲んでいる薬とサプリメントの飲み合わせも問題になっています。肝機能障害を起こすこともあるので、持病のある方は主治医に相談してから服用したほうが賢明です。

多くなる尿トラブルと便通トラブル

人にいえない尿もれ、頻尿の悩み

最近は女性用の尿もれパッドや頻尿《ひんにょう》対策の薬のCMをよく目にするようになりました。それだけ、尿もれや頻尿に悩む女性が多いということですね。男女ともに、40歳以上では8人に1人、80歳以上だと4割近い方が尿の問題を抱えているとのデータがあります。

しかしデリケートな問題なので人にいえず悩んでいる方も多いはずです。

男性は前立腺の肥大などで「尿の切れが悪くなった」「残尿感がある」といって泌尿器科を受診する方が多いのですが、女性が泌尿器科に行くのは少しためらうという声もよく聞きます。

膀胱炎《ぼうこうえん》程度なら内科や婦人科で処方された薬を飲むと収まりますが、生活に支障をきたすくらいの症状であれば、私のクリニックでは泌尿器科医に紹介状を書いて受診してもらっています。

歳をとればある程度の排尿障害は仕方がないのですが、夜中に2度3度とトイレに行くようでは、昼間の生活がつらくなります。映画やコンサートをはじめ、外出先でもトイレを気にしていては楽しめません。

頻尿とされる目安は、夜中に2回以上トイレに行き、昼は8回以上になるケース。その場合は放置せずに治療を受けたり、後述する「膀胱力」を高める努力をしたりして、改善していきましょう。

すべては、中高年からのクオリティ・オブ・ライフ（QOL）を維持していくためです。

なぜトイレが近くなる？

ここで、排尿のしくみについて簡単にご説明しておきましょう。

腎臓《じんぞう》でつくられた尿は、いったん膀胱にためられます。膀胱は袋状の臓器で伸縮性があり、約600ミリリットルの尿をためる能力があります。

この膀胱に半分ほど尿がたまったあたりから脳に信号が伝えられ、がまんするか排尿するかの判断を下すことになります。

「排尿する」となれば、脊髄《せきずい》を通して指令が伝えられ、膀胱がポンプのように収縮して尿を押し出すわけです。

加齢によって膀胱の筋力が低下すると、伸縮性が失われて尿をあまりためられなくなり、頻繁《ひんぱん》に尿意を覚えるようになります。

また尿を押し出す力も弱まるので、排尿しても膀胱に尿が残ってしまい、すぐに尿意を覚えてしまうか、尿道に残った尿が漏《も》れ出すことも起こります。

女性は、内臓の下垂も頻尿の原因になります。加齢による膀胱の筋力低下に加え、子宮や膀胱、腸全体を吊っている膜や骨盤底筋がゆるみ、内臓全体が下がってくる「下垂」が起こると、骨盤の下の狭い部分に子宮や膀胱が落ちこんで膀胱を圧迫し、頻繁に尿意を覚えるようになるのです。

さらに、メンタル部分にも大きく関わってくるのが、排尿障害のやっかいなところです。

脳が膀胱からの信号を受け取り、そこから脳が判断して排尿の指令を出すので、メンタル面の影響は非常に大きなものがあります。

頻尿や尿もれを起こすようになると、排尿に対して自信がなくなります。とくに外出先では不安になり、「今のうちに行っておかなければ」と、頻繁にトイレに行くようになってしまう。ついには、まだ膀胱に余裕があっても、不安になっただけで尿意をもよおすようになります。

トイレが心配で外出を控えるようになったりすると、ますます筋力が弱ってくるので、一度泌尿器科に相談してみることをおすすめします。

自分でできる膀胱トレーニング

病院では、エコー検査で膀胱の収縮力を検査し、膀胱が広がりにくくなっているだけなら薬で治《なお》ります。

夜はそんなに起きないけれど昼間が頻尿という方は、メンタル面からきていることが多いので、軽い安定剤で改善される場合があります。

内臓が下垂している方は、バスケットのような籠で吊り上げる手術をすると劇的によくなります。私の患者さんも、この手術を受けてよかったという人が数多くいます。内臓の下垂を改善する「骨盤底筋体操」も、イラスト（32ページ）を参考にして試してみてください。ほかに自分でできることとして、「膀胱トレーニング」も効果的です。**尿意を感じたら5分から10分くらいがまんするだけ**。ちょっとだけがまんすることで膀胱の尿をためる機能が呼び起こされます。さらに、がまんする経験を積み重ねることによって、不安からすぐに尿意のスイッチが入ってしまう習慣から脱することができるかもしれません。

これは自信喪失状態から自分の膀胱への信頼を取り戻すメンタルトレーニングにもなり、膀胱の機能回復とメンタル改善の両方に有効です。

ここで注意点を一つ。トイレの回数を減らすために水分を減らす方がいますが、**腎臓を守るためにも、一日に1〜1・5リットルは飲むようにしてください**。いっぺんに飲むのではなく、小分けにして飲みましょう。摂《と》りすぎもトラブルを招きます。夕方からはやや控えめに。カフェインやアルコールもあまり摂らないほうがいいでしょう。

骨盤底筋体操

① 膝を曲げて仰向けに寝たまま、お尻の穴を締めるように力を入れる。

② そのまま軽くお尻を持ち上げて、数秒その格好を維持してから戻す。これを 10 回程度繰り返す。

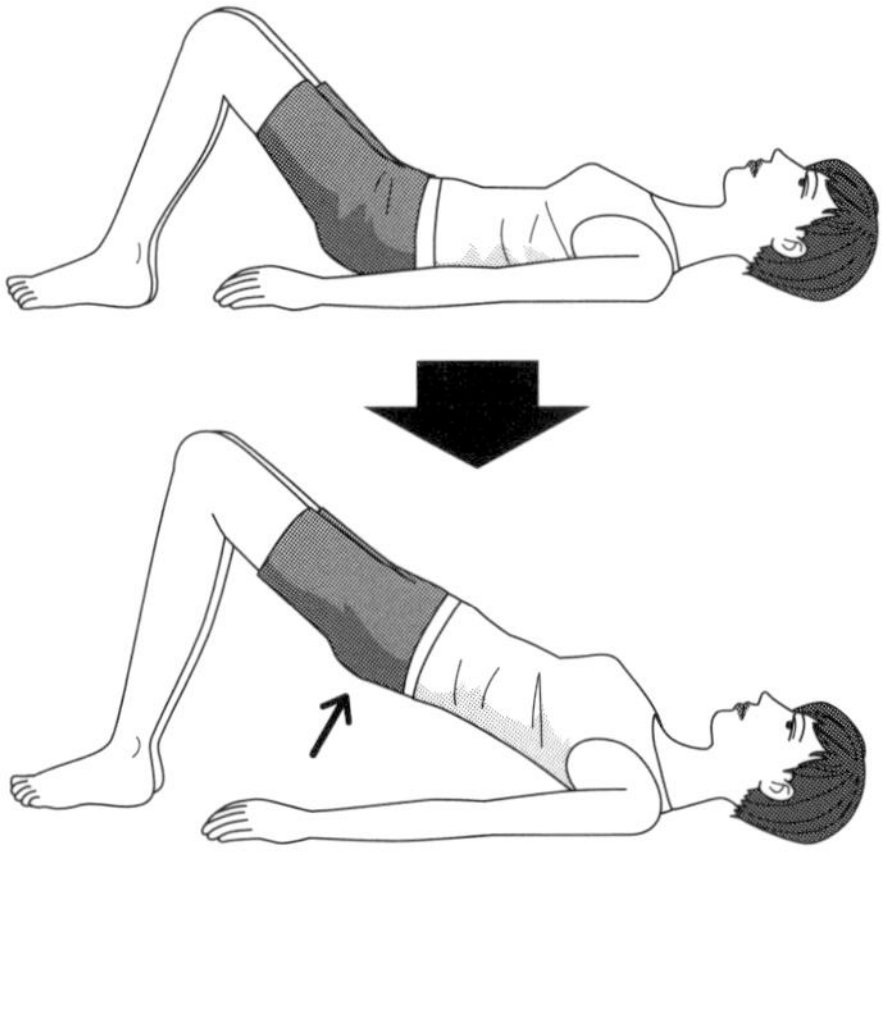

腸閉塞の最大の原因は便秘

あなたの便通は毎日ありますか？

「自分は便秘ではない」と思いこんでいる女性がけっこういますが、じつは3日出ないのは**大問題**。体にたまった老廃物はどんどん出していかなければ、ますます停滞していき、さまざまな面で体に悪影響を与えます。腸閉塞《ちょうへいそく》の最大の原因は便秘なのです。

女性はもともと体のサイズが小さい上に、子宮や卵巣があります。長い腸を折りたたみ、収めるスペースが狭いので、男性より曲がり角がきつくなっています。そこに消化物が停滞しがちなので、便秘になりやすいのです。

しかも、歳をとるにつれて腸の筋肉が衰え、内臓を包んで吊り上げている膜もたるんで下垂が起こります。そのため腸が全体にダランとした状態になってきて、腸内にたまっている消化物が停滞しやすくなり、曲がり角では空気がたまりやすくなります。

また腸自体の動きも鈍くなり、押し出す力も弱まってくるので、1日出なければ2日目には薬を飲んででも出しておいたほうがいいでしょう。

加齢により腸の動きが悪くなると、便秘だけでなく下痢もしやすくなります。大腸に届いた消化物は一方向に動くのではなく、腸の蠕動《ぜんどう》運動によって行きつ戻りつしながら、粘土をこねるように便がつくられていきます。

ところがこの動きが悪くなることによって、うまくこねられなくなります。たとえば、うどん粉やそば粉をこねても、うまくまとまらない状態ですね。これが下痢につながります。

私のクリニックでも中高年の方で、排便が1回で済まず、一日に3回も4回もトイレに駆けこむという患者さんが少なくありません。「若い頃はバナナのようないいウンチが出ていたのに」となげく方もいます。

しかし私は「出るだけいいじゃないですか」とお伝えしています。下痢気味であっても、出血がなく、痔《じ》に気を配れば、若い頃のような「バナナうんち」にこだわらなくていいのです。

それよりも、とにかく体に老廃物をためこまないほうが大事。便秘になるよりはよっぽどいいと思います。

便秘を改善するポイント

便秘には適度な運動、睡眠、食生活など、腸の動きをよくする生活習慣も大切です。便秘対策の一つとして運動も大切です。たとえば大腸検査の前は、たまっている便をすべて出すために下剤の洗浄液を飲みますが、待合室でじっと座って新聞を読んでいるような人たちはなかなか出にくい。一方、そのへんを歩き回って体を動かしている人は、意外と早く出ます。

また体を捻《ねじ》ったり、じっと座っているとたまりやすい左の脇腹（肋骨《ろっこつ》の下）やお臍《へそ》のあたりを両手のひらでゆっくり押さえるだけでも、腸のガスは動きます。

体にあまり負担のかからない軽い腹筋運動やウォーキングなど、毎日運動する習慣を取り入れるだけで症状の改善につながっていきます。

普段の食生活も気をつけたいところ。摂る食べ物でぜんぜん違ってきます。

きな粉、ヨーグルト、海藻類、キノコ類は腸管の清掃効果があります。とくに食物繊維はたくさん摂るようにするといいでしょう。食物繊維は腸で吸収されることなく、内部で「かさばる」ものなので、内からの刺激となって腸の動きをよくします。

食物繊維には水溶性と不溶性の2種類があり、この両者をバランスよく摂ることが肝心です。

水溶性食物繊維の食べ物は、ニンニク、りんごやみかんなどの果物、海藻類、いも類などです。ドロドロと粘りけのある状態となって腸内を整え、有害物質を吸着させる働きもあります。

不溶性食物繊維の食べ物は、大豆、ごぼう、穀類、野菜などです。腸の中で水分を抱えこんでかさを増やし、便の量を増やして排泄を促進する働きがあります。ただし、不溶性の食物繊維に偏《かたよ》ると、お腹が張ったりすることもあります。


便秘の改善には、睡眠も重要なポイントです。

寝不足のときや、旅行などで睡眠の時間帯などがズレると便秘になってしまうという方も多いですよね。それは、**体内リズムが崩《くず》れると腸のリズムが乱れ、働きが弱まってしまうからです。**できるだけ生活時間を揃え、十分な睡眠をとって規則正しい生活を送ることを心がけましょう。

そしてもう一つ、便を出すという意識です。神経質すぎるのもよくないですが、出さなきゃという気持ちは排便を促します。ゴミ出しを忘れずに。

下剤を使うときの注意点

便秘が続く場合は、下剤を使ってでも出すべきです。2日以上はためこまないように。

ただしセンナ、ダイオウ、アロエなどの「アントラキノン系」の薬はおすすめできません。これらの薬は腸管の神経に直接作用して、無理やり腸を動かして排便させるため、長期に飲用すると腸管の神経をだめにしてしまいます。

漢方のものもあり、一見副作用が小さい印象がありますが、そうとは限りません。

腎臓に問題がなければ、**マグネシウムという塩類系の下剤のほうがいいでしょう。**こちらは、水分を大腸内に引っ張りこむことで便を軟らかくする働きがあり、腸に適度な張りを感じさせて、腸の活動を促します。

アントラキノン系が直接神経に作用するのとは違い、腸が自分で張りを判断して動くので、自然な状態で排便できます。飲んで数時間後にお腹が痛くなるということもなく、少し下痢気味になるかもしれませんが、習慣性はありません。

しかし水分摂取が少ないと効果が低いので、できるだけ水を飲むようにしてください。

余談ですが、マグネシウムにはカルシウムを効率的に吸収してくれる働きがあるので、骨や血管にも重要です。日本の水はヨーロッパなどと違って軟水なので、どうしてもマグネシウムが不足気味になってしまいます。

マグネシウムは海藻類に多く含まれますが、食品だけでは不十分ならサプリメントや薬で補ってもいいでしょう。

腎臓機能が悪い方やマグネシウムで効果のない方は、かかりつけ医に相談してみましょう。今は便を軟らかくする薬がほかにもあります。

熱中症になりやすい体になっている

頭痛、めまい、こむら返りに要注意

夏になると、高齢者が熱中症で救急搬送されたというニュースをよく耳にします。熱中症は、かつては熱射病や日射病と呼ばれたとおり、体内の水分が低下した結果、汗をかくなどの体温調節機能がうまく働かず、熱が体内にこもってしまうものです。「でも私はまだ大丈夫」と他人事《ひとごと》のように思ってはいけません。私たちは加齢とともに、気づかぬうちに熱中症になりやすい体へと変化しているので要注意です。

まず、老化によってもともとの体内の水分量が減少していきます。細胞の保湿能力が低下し、皮膚の潤《うるお》いがなくなってカサつきやすくなっていることは、たぶんみなさんも実感されていますよね。また、筋肉量が減少するので血流量も減り、そのぶん体の水分量も減っていきます。

さらに五感のコントロールをつかさどる、脳の視床下部《ししょうかぶ》の機能が低下してくるので、若い頃よりも「暑さや渇き」を感じにくくなっています。それで暑さを避けたり水分を摂ったりするなどの対応が遅れ、気づいたときには熱中症に、となりがちなのです。

夏場に頭痛、めまい、こむら返りなどの症状が出たら、熱中症を意識することです。症状が進むと、吐き気、嘔吐《おうと》、発熱だけでなく、心筋梗塞《しんきんこうそく》や脳梗塞を引き起こす場合もあります。

なぜ、こむら返りが熱中症と関係するのかというと、血流障害や体内の水分不足が原因のことが多いからです。冷えや筋肉疲労によるこむら返りも同じことです。

中高年になると、ふくらはぎの筋肉が衰えて血流量が減り、血液の流れが悪くなってしまいます。すると、前述したとおり水分量も減る。要は脱水症状に近くなると足がつったりするのです。

それは「熱中症になりやすい状態になっていますよ」という体のサイン。だから水をしっかりと飲み、血流をよくしておく必要があります。

もちろん、筋肉が減らないような筋トレも大事です。筋肉量が維持されていると血流が促され、こむら返りを防ぐとともに冷え性対策にもなります。

夜間も28度以下に、水分は一日1・5リットル

熱中症の予防方法は、早めの暑さ対策と水分補給です。

夏は高温注意情報とともに、「室内はエアコンなどで適度に温度調整し、水分をこまめに摂りましょう」とアナウンスされますが、それでも毎年、多くの方が熱中症になっています。

なにしろ歳をとると、暑さを感じにくくなっているので、自分では体温が上昇していることに気づかないのです。残念なことに、これも老化現象の一つです。

近年の猛暑傾向に加え、最近の住宅は密閉度が高いので、窓を開けたくらいでは、室温はそうは下がりません。「クーラーは嫌い」だなんていっている場合ではありません。

たとえ暑さを感じなくとも室温計をチェックし、夜間も28度以下を保つように適切に冷房を利用してください。50代以降は、自分の五感を過信しないことも重要なポイントです。

水分補給も同様です。「渇き」を感じてからでは遅いので、夏は自分の五感よりも、量のチェックと回数を決めておくと安全。たとえば「午後から夜までに、500ミリリットル飲む」と決めて、あらかじめ用意しておいてもいいと思います。

のどが渇いていなくても、こまめに飲む。これが鉄則です。

では、水は一日にどのくらい飲めばいいのでしょうか。

水分は食事からも摂れているので、3食きちんと食べていれば、一日1・5リットルが目安。食事を一食抜いた日は、さらに500ミリリットルくらい追加しましょう。お茶でもかまいませんが、カフェインの入っているものはあまり飲みすぎないことです。

飲むタイミングは、基本は起床時、食事のとき、入浴前後、寝る前です。

じつは室内で熱中症になって救急搬送されるケースは、朝方が多くなっています。睡眠中は水分補給ができないので、トイレに何度も起きたくないからといって、夜に極端に水分を控えるのは考えものです。夜間にトイレに行くことが多い方は、その際に2〜3口でも水を飲むようにしましょう。

１回に飲む量は２００ミリリットル以内が適量です。スポーツ時や外出時は汗をかくので、上記に加えて30分に１回の水分補給をしてください。ただし、一気に多量の水を飲んだり、一日に摂る水分量が多すぎると水中毒になることがあるのでご注意を。

塩分の補給については、通常は食事から塩分が摂れているので、よっぽど多量の汗をかいたとき以外は不要でしょう。

これからの明暗を分ける「食べる力」

やせると見た目も体の中身も老けこむ

私は中高年の患者さんによく「やせないでくださいね」といっています。やせて筋肉が衰えると、熱量がなくなって冷え性になるだけでなく、骨折しやすくなったり、食べ物を飲みこむ筋肉が落ちて誤嚥性《ごえんせい》肺炎になるリスクが高まるからです。

もう少し詳しくご説明しましょう。

この章の最初に、動かなくなると身体機能が低下していく「サルコペニア」という負のスパイラルについて述べましたが、その次にやってくるのが食欲不振と低栄養状態です。

「動かない」→「お腹がすかない」→「食べなくなる」→「慢性的な低栄養状態」→「さらに筋肉が落ちていく」……この悪循環を「フレイル（虚弱）サイクル」といい、みるみる体力が失われていきます。当然、体の免疫力も落ちてきます。

やせると、見た目も体の中身も老けこんでいくのは必至。

中高年になったら「たくさん動いて、しっかり食べる」が、いつまでも元気な体を保つための重要キーワードです。

「食欲は健康のバロメーター」という言葉がありますが、高齢でもつねにイキイキと輝いて活躍している有名人がよく「お肉が大好き」と話しているのを聞くと、さもありなんと納得してしまいます。


私の患者さんで、「夜、寝る前は食べないほうがいいとわかっているんですが、困ったことにどうしても甘いものが食べたくなって」という70代の女性がいました。

私の返事は、「どうぞ食べてください」です。

持病があっても、許容範囲を大幅に超えなければ問題はありません。おいしく食べられて、**幸せな気分になれるのなら、むしろそちらのほうが大事。**楽しく食べて、心と体を元気に保っていくに越したことはありません。

たんぱく質不足に気をつけて

歳をとると活動量が減るだけでなく、味覚や嗅覚の衰えから食への興味を失うこともあります。歯や歯茎にトラブルがあると、食べ物がおいしく感じられないということもあるでしょう。

食が細くなって「食べられない」という方に「もっと食べて」というのは酷《こく》な話ですが、「食べる力」を失わないための努力も必要です。たとえば、歯科で口腔《こうくう》ケアをしてもらうとか、胃もたれや胸やけがあるようなら内科を受診してみるなど、医療の力を借りて改善することもあります。

あるニュース番組で、台風被害で避難所に1週間いた高齢者のケースを見ました。その方は避難所で支給された食べ物が固くて食べられず、入れ歯も洗えなかったため、食欲が落ちて認知症の症状も出てきてしまったそうです。

それに気づいて、食べ物を工夫して食べてもらったところ、すぐ元気になったとのこと。高齢者はたった1週間でも、こんなに弱ってしまうのですから、食べることの大切さがわかるというものです。

高齢者だけではありません。40〜50代の方でも胃腸炎などで3日間ほど入院し、その間に食事を抜いただけで、アルブミンという栄養たんぱくの数値がものすごく下がってしまうことがあります。普段は健康で普通に生活している人間でもそうなのですから、食事はあなどれません。若い頃とは体の中身が違っているのですからね。

私は患者さんの栄養状態を診《み》るときにこの栄養たんぱくのアルブミン数値を調べますが、低栄養状態だった方が1ヵ月間がんばって肉などのたんぱく質をたくさん摂った結果、正常値になっていて驚いたことがあります。

「3食すべてを栄養バランスよく」といいたいところですが、歳とともに絶対的な食事量が減っている上、あっさり系のものを好む傾向が出てきて、完璧な栄養を考えた食事をするのは無理というもの。ならば一日の食事をトータルで考え、とくにたんぱく質不足にならないように気をつけてみてください。

たとえば、朝食や昼食でたんぱく質が摂れていないなら、夕食は肉料理にしてみるとか、一日1個は卵を食べるとか、できるだけ動物性たんぱく質を取り入れるように工夫をしてみましょう。

普段からそういう食生活を送っていれば体に蓄える余力ができて、災害時などに非常食で何日かしのいでもなんとかなると思います。

ちなみに、進行した認知症の方で太っている方はまず見かけません。認知症が進行するとすごく食べていてもやせてきます。この因果関係は明らかになっていませんが、私の患者さんを見る限り、ふくよかな方のほうがお元気で頭もしっかりしていることが多いようです。

50代以降のダイエットはNG

女性はいくつになっても美しくありたいもの。肌つやだけでなく、スリムなボディでかっこいい洋服を着こなしたいという願望はずっとありますよね。

歳をとってから増えた皮下脂肪が気になって、ダイエットしなきゃという思いに駆られている方も多いのではありませんか？

しかし生活習慣病があり、医師にすすめられた場合以外はダイエットをおすすめしません。そもそも内臓脂肪は食事制限で減りますが、皮下脂肪は減りにくいのです。運動やストレッチなどで体を引き締めるのはまだしも、極端な形で食べ物を制限してやせるのはよろしくありません。第一、貧相な体つきになってしまいます。

近頃は「糖質ダイエット」が人気を呼んでいるようですが、中高年にはおすすめしません。糖質制限した食事内容にして、ほかのものでカロリーを摂るとなると、どうしても塩分の多い食事になってしまいます。なにごともバランスよくほどほどが大切です。

私は以前、東京都江東区が主催した栄養を考えるセミナーを何回かやったことがあります。そのとき、カロリーや塩分を考えて、どんなメニューがいいか受講者の方とともに考えました。カロリーが不足すれば体力が維持できなくなり、健康のためにたんぱく質も摂りつつ塩分控えめにするとなるとけっこうたいへんだったことを覚えています。

糖質制限ダイエットは、糖質の多いご飯やいも類などを摂らずにほかのおかずを食べるというやり方です。糖質の代わりに、たんぱく質の肉・魚や野菜を多く取り入れるとなると、味付けするので塩分を摂ることになります。

健康面を考えて塩分を制限するには、糖質をある程度入れなければ、一日に必要なカロリーが摂れないということがわかりました。

ご飯にはけっこうたんぱく質が多く、味付けも不要。そこに含まれる糖分は、体や脳が活動するエネルギーとなります。ご飯は太ると決めつけて、敬遠するのはいかがなものかと思ってしまいます。

そもそも、中高年世代が気にしなければいけないのは、**糖質制限より塩分制限**です。塩分の摂りすぎは、高血圧や動脈硬化、腎臓病などさまざまな病気につながり、その弊害のほうが大きい。体を守るためにも糖質制限はやめたほうがいいということを頭に刻《きざ》んでおいてください。

脂肪が女性ホルモンに代わる働きをする！

中高年になったら、小太りくらいがちょうどいいというのは、ほかの理由もあります。**脂肪細胞が女性ホルモンの代役をしてくれる**からです。

女性ホルモンは、脳、血管、骨、筋肉など、体のさまざまな機能を守る働きがあります。その大事な女性ホルモンが、閉経後は激減してしまうので体のあちこちに不具合が生じるようになります。

では、閉経後は体を守ってくれるものがまったくなくなるのかといえば、そんなことはありません。じつは、エストロゲンと呼ばれる女性ホルモンは、卵巣だけでなく脂肪組織でも生産されているのです。卵巣がつくれなくなったエストロゲンの生産を、脂肪が肩代わりしてくれるというわけです。

脂肪は悪いもの、いらないものというイメージがあるかもしれませんが、体にとっては重要なもの。したがって、閉経後はある程度の脂肪を蓄えておいたほうが、病気の予防につながります。「やせてはいけない」理由が、このへんにもあるのです。

さて、女性ホルモンの話が出たところで、少し補足しておきたいことがあります。更年期を機に、大豆イソフラボンを多く含む食品を意識して摂るようになった方もいると思います。豆腐、みそ、しょうゆ、納豆、きな粉など、大豆を原料とする食品のほとんどに含まれていく、植物性とはいえ良質のたんぱく質も摂ることができますからね。

大豆イソフラボンは、大豆の胚軸《はいじく》部分に多く含まれる抗酸化物質の一種で、エストロゲンに似た働きをするといわれています。

でも、大豆イソフラボンは誰にでも効果があるというわけではないんです。大豆イソフラボンが体内で「エクオール」という物質に変換されてはじめて、女性ホルモンに近い効果が出てくるのです。

中には、エクオールを体内でつくれない人も4割くらいいて、これは体質的な問題。エクオールをつくれる体質かどうかは検査すればわかりますが（医療機関ではできません。民間の自費検査です）、大豆イソフラボンのサプリメントをいくら飲んでも効果がない人もいるということは覚えておきましょう。

●コラム

「更年期障害が長引いている」と悩む人へ

更年期の症状に苦しんでいるときは、「いつまでこれが続くのかしら」と暗い気持ちになってしまいますよね。

更年期の不快な症状は、女性ホルモンの減少で自律神経が狂ってしまうことから起こります。ホルモン分泌の低下で、その司令塔である脳の視床下部にストレスがかかり、視床下部がつかさどっている自律神経も乱れてしまうのです。自律神経は、心臓などの循環器、消化器、呼吸器などをコントロールしているので、さまざまな不調が生じてきます。

しかし、いつかは必ず落ち着くときがやってきます。永遠に続くものではないので、「いずれ終わる」と自分にいい聞かせて、うまくつきあっていくことが一番です。

「気のもちよう」もけっこう大事です。気分転換にどこかへ出かけたり、仲の良い友人とおしゃべりをしたり、趣味など楽しい時間を過ごしていると気が紛《まぎ》れます。

そうやって心をゆるめていくと、体も緊張モードからリラックスモードに切り替わっていきます。つまり緊張状態のときに活発になっている交感神経より、リラックスしているときに働く副交感神経のほうが優位になり、体も休戦モードになるというわけです。

体が温《あたた》まると副交感神経のスイッチが入りやすくなるので、お風呂にゆったりと浸かったり、簡単なエクササイズをしても効果的です。

ある意味、更年期は加齢に備えるためのトレーニング期間。少し立ち止まってずっとがんばってきた体をいたわり、休息することの大切さを知るいい機会なのかもしれません。

ROUND2

自分の体調を知って先手を打つ！

ホームドクターという健康アドバイザー

こんなときはホームドクターに相談

みなさんには、ホームドクター（かかりつけ医）がいますか？

ホームドクターとは、日常的な診療や健康管理などをおこなってくれる身近な「街のお医者さん」のこと。急な病気はもちろん、定期健診や健康対策のこと、治療の相談から専門医の紹介など、医療に関することを気軽に聞ける健康アドバイザー的な存在です。

かくいう私も、産業医として働く一方、ホームドクターとしてみなさんのお役に立ちたいと都内でクリニックを開業しています。


こんな経験はありませんか？

「背中が痛い。体もだるくてしんどい。でも、どの病院に行ったらいいかわからない。

内科？　整形外科？　それとも大きな病院で診《み》てもらったほうがいいかな？」

そんなとき、ホームドクターがいると便利！　自分の専門や看板に掲げている診療科目を超えて、あなたが気になっている症状をじっくり聞き、診断から治療方法まで一緒に考えてくれます。

自分のクリニックで対応できないときは、受診したほうがいい診療科をアドバイスしてくれたり、高度な検査や治療が必要と判断したら大きな病院や大学病院などの専門医を紹介してくれるでしょう。

そして何より「ここでも治《なお》らない。違う診療科を受診してみようかな」といいながら、あちこちの病院を渡り歩かずに済みます。


ホームドクターには、体のどんな部位の不調を相談してもＯＫ。たとえば、ホームドクターが内科の医者であっても、「最近、膝《ひざ》が痛むんです」とか「この湿疹《しっしん》、皮膚科に行ったほうがいいですか？」といった相談だってかまいません。

あるいは「先生に紹介してもらった病院、担当医師が話しにくい雰囲気で、細かい質問ができなかった……」というような〝ここだけ話〟をしても大丈夫。そう、遠慮せずに思ったことをいっちゃっていいんです。

きっと、あなたと同じ目線に立って話を聞いてくれるはず。その上で補足説明をしてくれたり、違う医師を探してくれたりします。

別の医療機関ではじめて受ける新しい治療法や治療薬をすすめられたとき、また抜歯などの歯科治療をはじめとする外科的な治療についても、一度ホームドクターに相談してから治療を開始するほうが安心です。

一般的によい治療とされるものも、あなたにとってベストかどうかはわかりません。始めてからでは元に戻れないことがありますから。「先生のところで治療しないので」といった遠慮も不要ですよ。

ホームドクターを選ぶ決め手

医師は大きく分けると2種類。一つは街なかの開業医で、もう一つは大学病院など大きな規模の病院にいる専門医です。

大病院は、施設としてのハード面や技術面では優《すぐ》れていますが、長く待たされたり、ときには主治医が替わる場合もあります。また紹介状なしで行くと、医療費が割高になることも。なので、普段は開業医のホームドクターに診てもらい、むずかしい治療や高度な検査が必要なときは、大きな病院の専門医に紹介状を書いてもらうとスムーズに受診できます。

一方、開業医は診療時間が限定されるので、夜間や土日でも救急対応してくれる地域の一般病院を調べておくといいでしょう。病院は上手に使い分け、安心を確保してください。

ホームドクターは、長くつきあっていけばいくほど頼れる存在になります。今の体の症状だけでなく、過去の病歴や遺伝的体質、受けてきた検査内容、性格、家族構成、**仕事・生活環境などを考えながら、トータルで診てくれるようになるからです。**

たとえば「この方は自宅で高齢者の介護をしているし、精神的ストレスからくる不調かも」とか、「今回の検査数値は前回より悪いけど、1年前に比べると少しずつよくなってきている」というように、総合的な見地から体のことを考えてくれます。

「前より少しやせたようですが、食欲はどうですか？　どこか調子の悪いところはないですか？」と親身になって心配してくれることもあるでしょう。

ホームドクターは、更年期で不調が出やすい40代のうちに見つけておくといいのですが、今からでも遅くはありません。早めに「このお医者さんなら」という医師を見つけておくことをおすすめします。

問題は、ホームドクターの選び方です。

もしも、「この地に引っ越してきたばかりで、まだホームドクターがいない」とか、「今まで風邪ひとつ引かなかったので、病院に縁がない」という方はまず、ここはどうかなと目星をつけたクリニックで健康診断を受けるなり、予防注射に行くなりして、医者と面談してみてください。

人間関係すべてにいえますが、人には相性というものがあります。ホームドクターも同じ。性格的に合うか合わないか、何でも相談できそうか、そういう視点で医者の「人となり」を見てみることが一番。自分にとって話しやすそうだな、信頼できそうだなと思ったら、ちょっとした健康相談をしてみるといいでしょう。そこで親身に話を聞いてアドバイスしてくれる医者なら◯。

万一のとき、高度医療のできる専門医につないでくれるかどうかもチェックポイントなので、さりげなくその医者のネットワークを聞いてみるのも一つの方法です。

すぐに結論を出したがる医者はＮＧ

昔は医者が「先生様」と畏怖《いふ》され、「医者に逆《さか》らってはいけない」といわれるような時代もありましたが、今はぜんぜん違います。**医者にはいいたいことをはっきりといい、聞きたいことは聞く。**これが基本です。それで自分の納得した治療ができ、お互いの信頼関係につながっていくので、医者もそのほうが助かるのです。

少し厳しいいい方をすれば、**治療結果の責任はあくまで患者本人にあります。**「先生のいうとおりにいたします」といって結果が悪くても損するのは自分です。医者ができるのはよりよいと思う治療法や方針を示すことですから、よく話し合って道筋を決めていくのが大事です。

医者としての本音《ほんね》をいうと、はじめて来院する患者さんにはけっこう気をつかいます。患者さんの性格や考え方、それまでの経過や生活状況などがつかめていないだけに、たとえば「とにかく薬を出してほしい」といわれても、即座に判断しかねる場合があります。

私の場合、診察しながら少し世間話を入れて、日常の様子を探っていくのが常套《じょうとう》手段。そうすると患者さんは何が心配なのか、どんな症状がつらいのか、薬をきちんと飲むつもりがあるかなどがわかってきます。

もし薬が必要でも、できる限り薬の種類・量は少なく、一日に飲む回数が少ないものがあればそれを選びます。医者もそれなりに考えているんです。

ただし医者との相性が合わず、遠慮していいたいことがいえず、疑問があっても聞けない。「とりあえず、この薬を飲んでみてください」と、すぐに結論を出したがる**医者はおすすめできません。**

つい先頃、私のクリニックに風邪の症状があると来院した30代の女性がいました。ネットで調べて来たというはじめての患者さんでした。喉や咳《せき》の状態はそれほど心配なものではありませんでしたが、顔色がすぐれなかったので「お疲れがたまっていませんか？」と聞いたところ、喉・咳の症状のほかに右の乳房が痛く、体調もよくないといいます。

引っ越したばかりでかかりつけの病院がなかったため、通りがかりのクリニックで乳腺の張りの相談をすると、「たいしたことはない。ただの炎症。気にしすぎ」と、にべもない対応だったとのこと。それで病院に行くことに気《き》後《おく》れして、具合が悪くてもずっとがまんしていたようです。

私が触診してみると、明らかに硬いしこりがあります。これはマズいと思い、すぐ大学病院の専門医に紹介状を書いて受診してもらうことにしました。

検査の結果は、乳がん。あのまま放置していたらと思うと、ゾッとします。医者の対応に傷つき、病院を敬遠して病気を見逃してしまう患者さんがいたとしたら大問題だと思いました。

手術が必要になったとき

大きな病気が見つかって手術が必要になった場合、必ず受けていただきたいのはセカンドオピニオンです。担当医に遠慮することはありません。もし必要な資料の提供を出し渋るなど誠意のない対応をするような医師なら、この先の治療で信頼関係を結ぶことはできません。自分の診断・治療に自信のある医師なら、そんなことはしません。

セカンドオピニオンとは、今受診している医療機関で治療を受けることを前提として、ほかの医療機関の医師に診断・治療についての意見を聞くというものです。決して転院目的のものではありません。自費診療となり3万〜4万円くらいかかりますが、ほかの医師の見解を聞いて、とことん納得してから手術を受けることが大事です。

よく考えた結果、医療機関を変更したい場合は、転院のために今受診している医師から転院先の医師へ紹介状を書いてもらう必要があります。別の病院で一から検査をしてほしいといっても断られますので知っておいてください。その際もかかりつけ医に事前に相談すると一緒に方法を考えてくれますよ。

これはあまり知られていないかもしれませんが、手術などの外科的処置をした場合、もしもその結果に納得できず、ほかの病院に転院したいと思っても、どこの病院も受け入れてくれません。なぜなら、1回目の手術でどのようなことが起きたのかは手術をした病院でないとわからないからです。A病院での手術は最後までA病院に責任があるという考え方がベースにあります。

だから、手術をする前に担当医の診断や治療法を見極《みきわ》めることが肝心なのです。

そんなときも、セカンドオピニオンの医師とは別に、自分の体のことを親身に考えてくれるホームドクターがいれば、何かと相談に乗ってもらえるので心強いですよね。手術する診療科が専門外であっても、医学の知識はあるのでいろいろ調べてアドバイスをしてくれると思います。

望ましいのは、大きな病気などになる前にホームドクターとの人間関係を築いておくことです。「この先生は自分のことをよく知っていて、いつも客観的な意見を述べてくれるし、これまでも尽力してくれた。この人のいっていることなら信頼できる」と思える関係になっていれば、鬼に金棒です！　その医者の意見を参考にしながら、自分で冷静に治療方針などを決められますからね。

健康診断で体のサビ落とし

「健診」と「検診」の違い

さて、みなさんは定期的に健康診断を受けていますか?

若い頃は「丈夫が売り」だった方も、加齢とともに少しずつ体に変化が表れはじめているのは確か。体のサビつきに気づいた時点で、すぐサビ落としに着手すれば面倒なことにはなりません。

コンロの汚れだって、放っておいてガビガビにこびりついてしまうと落とすのはたいへんでしょう。そうなる前に「お手入れサイン」を見逃さないことです。

健康診断は、おもに生活習慣病につながる体の状態を調べて日頃の健康管理に役立てるもの。元気な人生を送るためのチェックテストであり、結果を見ながら早め早めの対策をとることができます。

健康診断と一口にいっても、いくつか種類があります。自治体でおこなう特定健診、企業などでおこなっている定期健康診断と、任意で受ける人間ドックです。

特定健診・定期健康診断は生活習慣病にならないよう健康チェックをして、健康状態の把握や健康づくりの習慣化、病気の予防に役立てることが目的。

人間ドックは、それに加え、もう少し詳しく臓器別の病気の早期発見を念頭に、基本項目のほかに目的別のオプション検査が受けられます。ただし、人間ドックは自由診療扱いなので自費になりますが、健康保険組合や各自治体などの補助が受けられる場合もあります。

一方、**検診は、ある病気を発見するための検査**を意味します。歯科検診、がん検診などがそうです。

がん検診については、市区町村で実施し、費用負担もわずかですむ「対策型検診」と、人間ドックなどでおこなわれている「任意型検診」があります。

私があくまで個人的におすすめするのは**「任意型検診」**です。その理由は後述しますが、かといって「対策型検診」でも受けないのと受けるのとではぜんぜん違います。

検診による死亡率の減少がはっきり証明されているものなので、がん検診を受けたことがないという方はぜひ受けてください。

私ががん検診を奨励するのは、早い段階で見つかれば完治できるがんがあるからです。治る病気なのに進行させてしまうのは、じつにもったいない。

実際、私は自分のクリニックでの診療以外に、大学病院の健診センターで週30人くらいの方の診察と診断を20年近く続けていますが、がんの早期発見で助かったという事例を数えきれないほど見てきました。早い発見で早い回復につながるがんがあると実感しています。

「A判定だから安心」とは限らない

ときに、健康診断を受けたけれど、その結果の報告書を見ても「検査項目の中身がちんぷんかんぷん」という方も多いことでしょう。

参考までに、健康診断で調べるおもな検査項目の説明を次ページに入れましたので、自分の検査結果と見比べてみてください。

でも大半の方は、ＡＢＣ評価で示された総合判定だけを見ていると思います。そし

健康診断で注目してほしい数値と見方

	検査項目	基準範囲(女性)	検査でわかること
血圧	最高／最低	90~129／50~84	心臓のポンプが正常に働いているか　高血圧
血球	血色素量	11.5-14.5	貧血があるか　男女差あり
	白血球数	3.3~8.6	炎症で変化　平常時の値に個人差あり
肝機能	AST(GOT)	10~30	肝機能障害　筋肉のダメージ
	ALT(GPT)	6~30	肝機能障害
	γ-GTP	9~50	肝機能障害　胆道疾患
	ALP	96~300	胆道疾患　甲状腺疾患など
	アルブミン	3.5~5.2	肝・腎機能や栄養状態を反映
脂質	HDLコレステロール	40以上	善玉、低いと動脈硬化の危険
	LDLコレステロール	70~119	悪玉、高いと動脈硬化の危険
	中性脂肪	30~149	カロリー摂取過多、高いと動脈硬化の危険
糖尿	空腹時血糖	65~99	糖尿病
	ＨｂＡ１ｃ	4.7~5.5	糖尿病　過去１－２ヶ月の血糖平均値を反映
腎機能	尿酸	2.2~5.4	痛風　腎臓結石　男女差あり
	クレアチニン	0.40~0.89	高いと腎機能低下　男女差あり
	eＧＦＲ	60以上	腎機能を反映　低いと腎機能低下
	尿蛋白	陰性	腎臓の傷害　２＋以上は注意

（＊基準値は「東京慈恵会医科大学附属病院　健診センター」の女性用数値）

て、「とりあえず、この評価はA判定だからいいとして、これはC判定で再検査？えー、たいへん！」となる傾向が大。

また「せっかく治療を受けて検査結果はいいのに、EとかFとか判定されてしまった。悲しい」という声も聞こえます。

健康診断や人間ドックを受けると、どうしてもそのABC評価に一喜一憂してしまう方が多いようです。

しかし検査結果は成績表ではありません。オールAにこだわったり、C判定だからとやみくもに不安がることもありません。

検査を担当した医療者はわずかな見逃しもないように、疑わしきものがあればすべて指摘するというスタンス。「念には念を」の見方をしているので、あまり神経質にとらえすぎないことです。

反対に健康診断を受けたら安心してしまい、結果をしっかり見ない方もけっこうおられます。

「要経過観察」の意味がよくわからない場合は、受診した機関に電話で問い合わせたり、「再検査」となっていたら早めに医療機関を受診しましょう。かかりつけ医には必ず結果を見せましょう。

健診結果表には、参考として正常範囲の「基準値」が記載されていますが、これは健康な人のデータをもとに統計学的な平均数値から割り出したもの。でも20歳と90歳の方の数値を同じようには評価できません。

基準範囲じゃないからといって必ずしも異常というわけでもなく、個別の健康状態による判断が重要です。

はい、そこでホームドクターの出番です。ホームドクターは、その方の年齢や既往《きおう》症《しょう》などを踏まえて、検査結果の数値を総合的に判断していきます。

私も患者さんに、「C判定でも、70歳ならこの数値で問題ありません」とか、「血糖値だけを気にされているようですが、私はこちらの数値のほうが気になります」などとお伝えすることがよくあります。

たとえば、肝機能検査で調べる「γ-GTP」（肝臓、胆道系にダメージがあると、上昇する酵素）の正常値はおよそ50くらいまでとなっていますが、１００程度まではそんなに驚く数値ではありません。

「γ－ＧＴＰ」も女性ホルモンと関係していて、閉経後の女性は上がりやすくなります。

更年期以降の女性に多い胆道系の病気のこともありますので、もちろん再検査・精密検査が必要な場合もあります。けれども比較的変動幅が大きい検査数値でしょう。

一方、Ａ判定だから安心で気にしないでよいといえないものもあります。その一つ、腎機能検査の「クレアチニン」（尿に排泄《はいせつ》される体の老廃物）はＡの幅が狭い。女性の基準値は０・89以下で、１・00以上だと高いとされます。

だからＡでも０・89なら今後注意すべきことがあります。クレアチニンについては、あとでもう少し詳しくご説明しますね。

健康診断の素朴なギモンにお答えします！

Q　常服薬は健康診断前に飲んでもいい？

A　朝の血圧の薬は、必ず起きてすぐ飲んでください。いつもは朝食後に飲む方も健診の日は空腹のままで飲んでかまいません。100ml 程度の水で飲みましょう。糖尿病の薬は服用せずに持参して申し出てください。ほかの薬は主治医に相談してからにしましょう。

Q　健康診断前に生活習慣を改めると結果が違ってくる？

A　中性脂肪の数値は3週間くらいきっちり食事制限をすると、たいてい正常に戻ります。肝機能の数値も飲酒を3週間控えると下がります。しかし一時的によい状態をつくっても続けられなければ意味がありません。健康は一日にしてならず、です！

Q　基準範囲は医療機関によって違う？

A　基準範囲は厚生労働省の健診判定値や日本人間ドック学会の判定区分を採用する場合がほとんどですが、施設によっては独自の基準を設けているところがあり、微妙に違っているのは事実です。また、使用する検査キットによっては数値の出方も異なります。つまり数値はざっくり見ればOKということ。検査結果は健康の成績表ではなく、自分の体の傾向を把握するためと理解しましょう。

高血圧の予防と改善

加齢により血圧は自然と高くなっていく

健康診断では必ずチェックされる「血圧」。あなたのまわりでも血圧を気にされている方が多くなっているのではないでしょうか。

血圧は、心臓が収縮したとき血管にもっともかかった圧力（収縮期血圧）と、心臓が拡張したときにかかった圧力（拡張期血圧）を測ります。一般的に、前者が「上の血圧」（最高血圧）、後者が「下の血圧」（最低血圧）といわれるものですね。

このどちらが高くても、基準範囲を超えれば高血圧と診断されます。上の血圧は気にしているけれど、下の血圧ははっきり覚えていないという方がよくいらっしゃいます。上は１３０以上で要注意、下は80以上で要注意です。両方の値をしっかり見ていきましょう。

なお、低血圧の方は、とくにつらい症状がなければ治療の必要はありません。

高血圧になるおもな原因は、加齢、遺伝、肥満、ストレス、過度の飲酒や喫煙など。血管壁の弾力性が低下したり、血管腔（血液が流れる空間）が詰まったり締まりやすくなると高くなります。

とくに閉経後は、それまで血中のコレステロールを制御して血管を守ってきてくれた女性ホルモンが激減するのですから、血管の老化は進むばかり。血管が詰まりやすくなって、破裂のリスクが高まります。

高血圧を放置しておくと、脳卒中（脳梗塞《のうこうそく》、脳出血）、心筋梗塞、心不全、腎機能障害、大動脈瘤《だいどうみゃくりゅう》、動脈解離、脳血管性認知症などさまざまな病気を招いてしまいます。高血圧は遺伝的な要因もあるので、若くても血縁に高血圧の方がいたら、とくに注意が必要です。

「私は昔から血圧が低いの」という方もあなどるなかれ。加齢によって自然と血圧は高くなっていきます。気づいたらマズいことに……とならないように、家庭に血圧計を備えて、日常的にチェックしておくことをおすすめします。

家庭で血圧を測るときのタイミングは、起床直後がベスト。起床して排尿を済ませたあとに、椅子に座って測定してください。

じつはこの時間帯にいちばん血圧が高くなっていることが多いんです。朝起きて活動するために体が準備しているホルモンの影響があるからです。だからこの時点で血圧が基準値に収まっていれば、まずはひと安心といえます。

基準値は上が129、下が79までです。日中テンションを上げて仕事をしたり活動していると血圧も上がります。夜寝る前、お風呂上がりのリラックスしているとき、スポーツ後少し休んだあとなどはいちばん下がっている時間です。余裕があればさまざまな時間帯に測ってみましょう。

血圧は、前日の飲酒量や塩分摂取量が多かったり、寝不足や体調不良のときも上がります。また、数値は刻一刻と変化していて、一つ深呼吸をすると10程度下がることがあります。ですから朝に3回測ると3回目のほうが下がっているものです。

しかし高いところの数値を見逃さないでください。どれもあなたの本当の数値なのです。

私は患者さんに「3回測ったら3回全部の数値を書いてください」とお伝えしています。何度も測っていちばんいい数字だけを書きたくなる気持ち、わからないでもないですけどね。でも、いちばん高いときに血管が破裂したりするので、その対策を練《ね》っていくのが医者の務め。だから医者には包み隠さず報告してくださいね。

適正な体重維持と減塩

高血圧の予防と改善には、まず「減塩」です。体内の塩分濃度が高くなると、水分で薄めようとして血流量が増えます。その結果、血圧を高めてしまいます。

血圧が高くなって負担がかかってくる臓器の一つが腎臓《じんぞう》です。

腎臓は小さな臓器です。肝臓は女性で約1・3キログラムあるのに対し、腎臓は約150グラムのものが2つ。「肝腎要《かんじんかなめ》」というように、腎臓は肝臓と同じくらい体に重要な働きを担っています。

その一つが水分と塩分をコントロールする働き。腎臓は食事で摂《と》った余分な塩分を水分といっしょに尿として排出し、レニンという酵素を分泌することで血圧を一定に保つ働きがあります。つまり、血圧の調整役をしてくれているわけですね。

腎臓は、老廃物を排泄する〝尿に関わっている臓器〟というイメージがありますが、じつは貧血にならないように、赤血球をつくるホルモンを産生するなどの内分泌機能もあります。

ビタミンDの活性化や、カルシウム、リンなどに関与して骨代謝にも一役。そして体の塩分調整もしているので、小さいながら相当過酷な労働を強《し》いられています。

塩分の摂りすぎで高血圧になり、腎臓への負担が大きくなると腎機能は低下します。それがまた血圧の上昇を招くという悪循環に。だから減塩が大切なんです。

健診結果でみなさんに関心をもっていただきたいのは、72ページで「健診結果がA判定でも要注意」と説明した**腎機能検査のクレアチニン数値**です。

クレアチニン数値と性別、年齢によって「eGFR（推算糸球体濾過量）」を割り出します。eGFR値を見れば、ある程度、腎機能の状態が把握できます。その数値が60未満なら慢性腎臓病（CKD）と判定されます。eGFR値が70以下の方は腎臓機能があまり強くないと心得ましょう。といっても、恐れることはありません。心得て気をつけていくことで改善する場合もあります。

具体的な方策は、**適正な体重維持と減塩**です。日々の体のゴミを排出する腎臓に、より負担をかけないよう適正な体重を保つことが大切です。

適正な体重とは、いわゆる標準体重というより自分の20歳時の体重からプラス7キログラム以内にしておくことです。7キログラム以上増加すると生活習慣病に関わる検査値に異常が出ることがわかっています。

また腎臓機能にも遺伝が関わっています。私の家系も腎臓機能が悪いことがわかり、減塩に気をつけたところ少し数値が改善しました。

腎臓機能低下は血圧高値や尿酸高値、糖尿病とも関係し、それらを放置するとますます腎臓機能が悪化します。腎臓機能を改善する薬はありませんが、できる範囲で体重調整と減塩に気をつけることで、遺伝や加齢による悪化にあらがうことができます。

ｅＧＦＲ値は健診結果に記載されていることもありますが、ネットで「ｅＧＦＲ計算」と検索すると、日本腎臓病薬物療法学会などのホームページで簡単に計算できるページが出てくるので自分の数値をチェックしてみてください。

降圧剤は飲むべきか？

高血圧の予防策としては、肥満にも気をつけなければなりません。太ってくると血管を収縮させるホルモンが増える上、たくさん食べてたくさん排泄するとなれば、代謝の老廃物であるゴミもたくさん出てきます。ただでさえ加齢で衰《おとろ》えてきた腎臓は、処理しきれなくなってしまいます。

太っても腎臓の大きさは変わりません。私がよくたとえていうのは、マンションのゴミ置き場です。ゴミ置き場のスペースは同じなのに、世帯数が20世帯から40世帯に増えるとゴミがあふれてしまって処理しきれなくなりますよね。腎臓も、ゴミが増えれば処理に追いつかなくなってお手上げ状態になるんです。

ただし前章でお話ししたとおり、70代くらいになると食べられなくなるほうが問題なので、私は食べすぎや太りすぎを注意することはあまりありません。元気な体を保つための優先順位を考えて、**糖分より塩分を抑えるほうが大事**だとお伝えしています。

では、食塩はどのくらいに抑えるといいのでしょう。

「日本人の食事摂取基準」（2020年版）では、「生活習慣病の重症化を予防するために一日6グラム未満を目標とする」とされています。

女性は一日6・5グラム未満といわれていますが、これは日本人にとってはかなり厳しい数字。ヘルシーな和定食でも、1人前7・5グラムくらい使っていて、うどんやパスタ、ラーメンなどの白い麺だと、麺そのものに1食分約2グラムの塩分が入っていますからね。塩分を控えた料理はおいしくないと感じる方がほとんどだと思います。

減塩メニューにするコツは、**「だしをたっぷり使う」「柑橘系《かんきつけい》の薬味で酸味や香りを利《き》かせる」**こと。減塩メニューの料理本も数多く出ています。

ご参考までに、「調味料に含まれる食塩」（食塩含量／グラム）をご紹介します（資料参考：厚生労働省「e－ヘルスネット」より）。

・食塩	（小さじ1杯）5・9	（大さじ1杯）17・8
・味噌	0・7	2・2
・しょうゆ	0・9	2・6
・トマトケチャップ	0・2	0・5
・マヨネーズ	0・1	0・2
・バター（有塩）	0・1	0・2

減塩メニューをつくるときは、調味料を目分量ではなく計量スプーンで量ると正確な食塩量がわかります。

いろいろな努力をしても血圧が一向に下がらないという方は、体質や遺伝からきているこどもあるので、薬を飲んでいただいたほうがいいでしょう。高い血圧が続いた場合は、ホームドクターに相談してみることです。

薬嫌いの方もけっこういますが、降圧剤だけは飲んでいたほうが安全。高血圧を放置するリスクのほうが圧倒的に大きいからです。高血圧は自覚症状がほとんどありませんが、脳卒中や心筋梗塞は突然やってきます。

高血圧の薬は副作用が少なく、一度降圧剤を飲みはじめたら一生やめられないということもありません。一時的に血圧が高い状態になっていることだってありますしね。取り替えのきかない血管を守るため、ひとまず薬で血圧を下げて改善に取り組みましょう。

２人に１人ががんになる時代のがん検診の受け方

がんの検査もやりすぎは禁物

今は２人に１人ががんになる時代です。日本人の死因の１位はがん。誰でもがんになる可能性が高いということです。

がんは命を左右する病気でもあり、「がん＝死」「がんは不治の病」というイメージが根強くあると思います。しかし昨今は、**「がんが治る時代」「がんでも普通に生活できる時代」**にもなっています。

みなさんのまわりでも、「がんを患《わずら》ったけど今はすっかり元気」という方がけっこういるのではないでしょうか。がんの種類にもよりますが、早期に発見されると完治するケースも増えています。

繰り返しますが、私ががん検診をおすすめするのは、早期発見によって治るがんがあるからです。たとえば、胃がん、大腸がん、乳がん、子宮頸部がんなどがそうです。肺がんも早く見つかれば、治る率が高くなっています。

これらのがんは早く見つけるほど治療による体の負担も少なく済みます。

ただし、すべてのがん検診を頻繁《ひんぱん》に受ける必要はありません。

たとえば、50歳以上の女性で死亡数がもっとも多い大腸がんの検診は、**大腸内視鏡検査をおすすめしますが、毎年受ける必要はありません。**

食事の調整や下剤の内服を含むと2~3日かかり、検査も1日予定を空けて臨まなければなりません。もしも検査のときに大腸ポリープを切除した場合、その後10日間ほどは飛行機や遠出、運動、飲酒などの生活制限もあります。

大腸がんは比較的進行が遅いので、はじめて検査した人は2~3年後にもう一度検査して、2回とも大丈夫だったら5年に1回でいいでしょう。

ちなみに、市区町村で実施しているがん検診（対策型検診）や任意型の半日ドックで一般的におこなわれているのは「便潜血《べんせんけつ》検査」。2日間、便を採取して潜血があるかどうか調べる検査ですね。

しかし国立がん研究センターのまとめによると、便潜血検査で大腸がんが発見されなかったという方が1～7割程度いたそうです。そこで見逃される可能性もあるので、私はより精度の高い内視鏡検査のほうをおすすめしています。

とはいえ、便潜血検査でも大腸がんの死亡率は6割減ったという実績があるので、受けないより受けたほうがいいのは言うまでもありません。

胃がんの検査も、胃カメラを使う内視鏡検査のほうが確実です。

バリウム検査では、早期の胃がんは見つからないことがほとんどです。よほど大きいものでなければ見つからないので、近頃は医療機関だけでなく各自治体でも内視鏡検査を推奨するところが多くなりました。

胃がん検診と同時に、胃がんの原因とされるピロリ菌の検査と除菌もおすすめします。ピロリ菌がいなければ内視鏡検査は2年に1回程度でOK。ピロリ菌を除菌しても胃炎がすでに進んでいた方は毎年受けておくと安心です。

CT検査、MRI検査

肺がんの検査も、２年に１回は胸部CT検査を受けておくといいでしょう。一般的におこなわれている肺のレントゲン検査は、大きいがんや結核なら見つかりますが、早期がんは見つかりません。

ＣＴ検査（コンピューター断層撮影）とは、Ｘ線で撮影した体内の様子をコンピューターで解析し、断面図にして臓器の様子を見る検査法です。

わかりやすい例でご説明すると、レントゲンは、１クラスの子どもを並べて、先生が前から子どもたちの様子を見ている状況。子どもがポケットの中にあめ玉を隠していたり、前列の子の後ろで先生に気づかれないように悪さをしていても、先生からは見えません。

一方、ＣＴは一人ひとりのボディチェックをしているのと同じなので、ポケットに隠しているものも見つかってしまうというわけです。

ＣＴは人間ドックの基本項目ではないので、個人的にオプション検査としてオーダーする必要があります。

１回の撮影は15～30秒程度。検査にかかる時間は全部で10～15分くらいで済み、痛みなどはありません。

ＣＴ検査の話が出たついでに、ＭＲＩ（磁気共鳴画像法）検査についてもご説明しておきましょう。

ＣＴが微量の放射線をかけて臓器をスライスして見ていくのに対し、ＭＲＩは磁気を使ってコンピューターで立体的に見ていく検査法です。２次元画像ですが、縦切りや横切りにしても見られるので、より細かく患部を見ることができます。

ＭＲＩは、脳などを検査するときによく使われます。

最近は脳梗塞や脳出血を心配される患者さんから、脳ドックを受けたほうがいいかどうかと相談されることが多くなりました。

私の個人的な意見としては、とくに症状がないのであれば受ける必要はないと思います。脳卒中や認知症を予知・予防できる検査ではないので、ただ安心を得たいだけならあまり意味がありません。

仮に脳ドックで動脈瘤が見つかったとしても、それが破裂してしまう方は年間約３％。つまり動脈瘤があっても、年間97％の人は破裂しないということです。

50代ともなれば脳の血管は、あちこちでしょっちゅう破綻していくのが普通で、脳ドックを受けたからといって破綻した血管は元には戻りません。加齢とともに誰にでも起こっている脳の萎縮の状況がわかるのがせいぜい。それを改めて知ってどうなる？　という話です。不安になるだけでしょう？

それよりも、日頃から血圧や血糖値、コレステロール、中性脂肪、尿酸値をコントロールしておくほうがよっぽど大事。**血管をだめにする要因を改善していくことで、脳卒中の発症もかなりの確率で防ぐことができます。**忍び寄る脳血管性認知症を予防していくことにもなるんです。

乳がんは閉経後でも発症

女性特有のがんは、閉経後もつねにチェックしておくようにしましょう。

乳がんの発症には、女性ホルモンのエストロゲンが深く関わっています。年齢別罹《り》患率《かんりつ》で多いのは30代から50代前半までですが、90代でも発症する人がいるということは、閉経後でも脂肪細胞が女性ホルモンの代わりとなって活躍しているため。だから**乳がんの検査は年齢に関係なく、触診とマンモグラフィ、乳房超音波検査の3点セットで毎年受けておくことをおすすめします。**

乳がんは1ヵ月で大きくなってしまうものもあるので、自分で乳房を触ってしこりが感じられたら、すぐに受診してください。

女性ホルモン過多で発症しやすいのは、子宮筋腫と卵巣のう腫です。子宮筋腫は閉経後は小さくなることがありますが、良性の卵巣のう腫の一部はがん化してしまうこともあるので要注意です。50歳以降は卵巣がん、子宮体がんの発症が増えます。

子宮頸《けい》がん、子宮体がん、卵巣がんの検査は、市区町村での対策型検診だけでは不十分です。市区町村の検診はおもに子宮頸がん細胞診の検査だけなので、子宮体がん、卵巣がんの発見につながる経腟超音波検査も受けることをおすすめします。

私自身は年に1回、子宮頸がん細胞診と経腟超音波検査を受けています。頸がん細胞診は、子宮下部の入り口部分から直接細胞を採取して、顕微鏡で観察します。

経腟超音波検査は、卵巣や子宮の様子をエコー（超音波）画像によって確認するもの。そこで子宮内膜の厚さや構造に異常が見つかれば、さらに子宮体がん検査が必要と伝えられるはずです。

このほか、肝臓がん対策として、年1回は腹部超音波検査を受けておきたいところ。とくに脂肪肝のある人は定期的に検診を受けることが大切です。

がんは自分の細胞なので、小さい段階では痛みや違和感などの自覚症状はありません。がん細胞が大きくなり、占拠しはじめた頃から症状が出てきます。体が圧迫され、異物として認識してから痛みや咳《せき》などが出てくるのです。

そうなるまで自分ではわからないので、定期的に検査しておく必要があります。

繰り返しますが、早く見つかれば治る病気なのに、発見が遅れて進行させてしまうのは悔しい限り。治療が長引いてたいへんな思いをするだけです。

健康診断や検診は、転ばぬ先の杖《つえ》といえるのではないでしょうか。

「常喜がおすすめする任意型のおもながん検診」をまとめてみます。

○乳房
・マンモグラフィ（毎年）
・触診（毎年）
・乳房超音波検査（毎年）

○大腸
・大腸内視鏡検査（5年に1回）

○胃
・ピロリ菌検査・除菌（除菌後は胃内視鏡検査を毎年）

○子宮・頸部
・胃内視鏡検査（２年に１回）
・頸がん細胞診（毎年）
○肺
・経腟超音波検査（毎年）
・胸部Ｘ線検査（毎年）
・胸部ＣＴ検査（２年に１回）
○肝臓
・腹部超音波検査（毎年）

●コラム
薬の飲み方と副作用

最近、週刊誌に「飲んではいけない薬」とか「薬の危ない副作用」などといった記事がよく出るようになったせいか、「できるだけ薬は飲みたくない」という患者さんが増えたような気がします。

中には「痛風になりたくないので尿酸の薬は欲しいけど、血圧が高くても降圧剤は飲みたくない」と間違った選り好みをする方も。

一方、「薬を多く出してくれる医者のほうが信用できる」という患者さんも少なくありません。薬を出さないときは、その理由を納得してもらえるように時間をかけて説明するのですが、「あの医者は薬を出してくれなかった」と不満が出ることもしばしば。

たとえば、昔は風邪のときに抗生物質を出すことも多かったのですが、今は効《き》かないとわかっているのですぐに処方する医者はまずいません。時代によって医療も変わりますが、一度信じた〝抗生剤信仰〟をなくすのは意外にむずかしいです。そのあたり、悩ましいところです。

薬には必ず副作用があります。人によって合わない薬もあります。効きすぎの薬も問題です。服用して変だなと思ったら、すぐ医者に申し出てください。

「漢方薬なら効き目がおだやかで、体にやさしい」と思いこんでいる人は多いようですが、漢方薬も薬なので副作用はあります。現に、副作用の事例が数多く報告されています。これが西洋薬なら大騒ぎになるのが普通ですが、漢方薬の場合は騒がれていないだけです。

私は漢方薬のよさも認めていますが、２週間飲んで効かなければ薬を替えましょうといっています。

大事なのは、用法用量を守ること。医者が処方してくれた薬だから安心と、残っている薬をいつまでも飲みつづけたり、もう大丈夫だろうと勝手にやめたりするのは害を招く元です。

必ず医者の指示に従った上で、体に違和感があったり疑問があれば、どんな些《さ》細《さい》なことでも相談してほしいと思います。医者にはわからない、あなた自身にしかわからない体の感覚もあるのですから。

ROUND3

メンタルを制す者、加齢ゲームを制す!

「休息できる体」をつくる

「病は気から」は本当だった

「病《やまい》は気から」という言葉があります。それは本当です。

科学的根拠がないように思われがちですが、じつはしっかりとした医学データもあります。心理的なストレスが高血圧や糖尿病、脳卒中、心臓病、がんなどのリスクを高めることもわかっているんです。

実際、長く医療現場に携《たずさ》わってきた私はもちろん、ほとんどの医師は「メンタルの不調が病気を招いた」ケースを数多く見ています。まさに「病は気から」です。

気持ちのありようで、病気の進行度合いがこんなにも違うのかと感じたこともあります。

私が大学病院に勤務していた頃、同時期に同じ病状で入院してきた二人の患者さんがいました。二人とも進行性の胃がんで、末期であったことや病気の状況はほぼ変わらず、年齢も同じ45歳。二人が違っていたのは、対照的ともいえる性格でした。

一人は誰に対しても心をまったく開かない方で、奥さまも彼の仕事のことや家のお金について何も教えてもらっていないとのこと。自分ですべてを抱えこむタイプのようで、医者も家族も信用できない……。

完全に希望を失ったようなうつろな目の中に、怒りの感情が渦巻《うずま》いていたことも忘れられません。きっと今の自分の状況を受け入れられなかったのでしょう。最期《さいご》まで自分の殻に閉じこもったまま、３ヵ月後に息を引き取りました。

もう一人の方は、反対に〝かまってちゃん〟タイプ。奥さまだけでなくスタッフにも甘え上手で、恥《はじ》も外聞もどこへやら。「まだお母さん（妻のこと）が来な～い。寂しい～」と平気で泣き言をいうような、ストレートに自分をさらけ出す方でした。

病気のことは能天気と思えるほど気にせず、ぜんぜん悲観的にとらえていない。彼も本当の末期でしたが、深刻な雰囲気になることなく、入院してから1年半以上生きつづけたのは奇跡的でした。

最終的にはお二人とも亡くなってしまったとはいえ、病気との向き合い方が正反対だったので何十年経った今も私の胸に深く刻《きざ》まれています。

心の状態が体に大きく影響するのは確かだと思いました。心と体は密接につながっているんですね。

精神的ストレスが自律神経を狂わせる

みなさんの中には、「心労が重なって胃がキリキリと痛んだ」といった経験をおもちの方がけっこういるのではないでしょうか。「気が滅入ると頭痛や耳鳴りがしてくる」という方も多いようです。

こうした不調の多くは、**精神的なストレスが自律神経を狂わせてしまうことによって起こります。**

自律神経には、活動中の戦闘モードのときに働く「交感神経」と、休息してリラックスモードのときに働く「副交感神経」があります。

昼間、バリバリと活動しているときは交感神経が働き、夜や休息しているときは副交感神経が働いて疲れた体を回復させる。この2つの神経が緩急のバランスを取りながら、体を正常に機能させているわけですね。

交感神経と副交感神経はシーソーのような関係で、片方が強まれば片方が弱まってしまいます。

ストレスを感じて緊張状態が続くと、戦闘モードの「交感神経」が活発になりすぎ、リラックスモードの「副交感神経」が鳴りを潜《ひそ》めてしまうので、自律神経のバランスが乱れてしまうのです。


自律神経は、内臓や血管などの働きをコントロールし、体内の環境を整える神経です。


私たちの体は、いちいち「動け〜」と命令しなくても心臓や胃、腸などの内臓が動き、自動的に血液が流れています。また、状況に応じて水分補給をしたり胃液を分泌したり、栄養を吸収するなど、自動運転モードの機能が備わっています。

この、自分が意識しなくても動いてくれる機能は、すべて自律神経がつかさどっています。

その自律神経がおかしくなってしまうと、体のあちこちに不具合が出てきてしまいます。更年期に女性ホルモンの減少で自律神経が狂い、さまざまな不調が出てくるのも同じ理屈です。

ストレスで心と体が悲鳴をあげたとき、このあとご紹介する自分で自律神経を整える方法をいろいろ試してみてください。それでも改善しない場合は、ホームドクターに相談してみましょう。軽い安定剤で改善することもあります。

副交感神経を刺激して不調脱出

痛い、かゆいなどの症状は、薬を用いた対症療法で一時的に収まりますが、相変わらずストレスに終始さらされっぱなしの状態では、結局のところ堂々めぐりです。受診と並行して、自律神経を正常に戻していくセルフケアもおこなっていきましょう。

おすすめしたいのは「副交感神経エクササイズ」です（やり方は１０２ページ参照）。これは意識的に体をリラックスモードにもっていくことで副交感神経にスイッチを入れ、自律神経のバランスを調整していくエクササイズです。

副交感神経が優位のときは、血管が開いて体の末端に温《あたた》かさを感じます。その状態を、逆に自分からつくっていくようにするのです。**体の末端を意識しながら、目を閉じて深呼吸するだけでも体がリラックスモードになっていく**と思います。

このほか、気持ちがいいと感じるマッサージやヨガ、ゆっくり入浴するのも効果的。筋肉がゆるんで血管が広がり、副交感神経が活発になります。

自律神経は脳から背骨を通って体中に張りめぐらされているため、**首や背骨部分を冷やさないこともポイント**です。肌寒い日や夜寝るときは、首巻きや腹巻きなどをして冷やさないようにガードしましょう。

また、**自分が楽しいと思える時間をもつと副交感神経が刺激されます**。気の合う友だちとおしゃべりして大いに笑う、おいしい食事を楽しむ、好きな映画や音楽を鑑賞するなど、楽しいと感じることならなんでもＯＫ。好みの香りを焚《た》いたり、温かい飲み物を飲んで心をほっこりさせてもいいでしょう。

楽しい時間をつくってストレスを発散できれば交感神経が鎮《しず》まり、副交感神経が高まるだけでなく、体の免疫力もアップします。

副交感神経エクササイズのやり方

① 体を大の字にして仰向けになり、目をつぶる。

② ゆっくりと深呼吸を繰り返し、
意識は呼吸することだけに集中する。

③ 深呼吸を続けながら、右手指先に意識を集中する。

④ 右手に温かさを感じたら、意識を左手指先に向ける。

⑤ 同様に、右足、左足にも意識を集中させていく。

⑥ ①～⑤を、2～3回繰り返す。

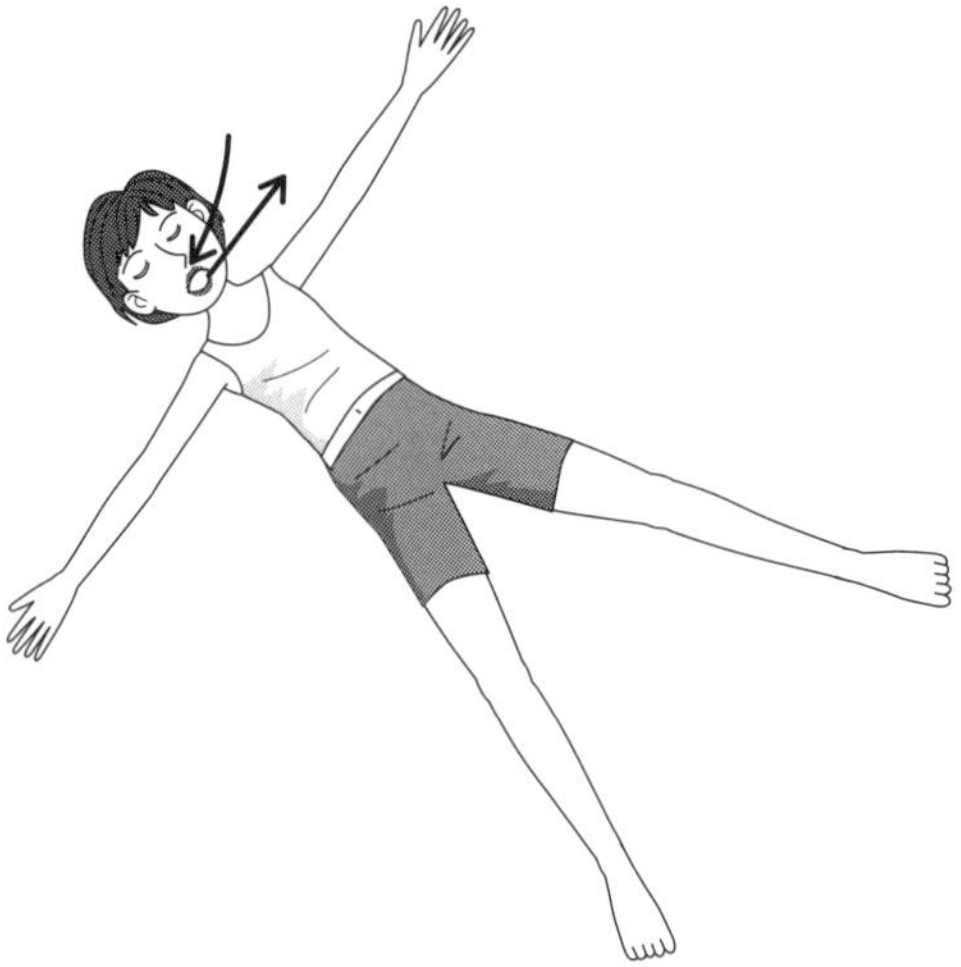

不眠の悩み

体がもっともリラックスモードになるのは、眠っているときです。心身を休息させるためにも、睡眠はとても大事です。

睡眠中には、昼間の疲れや傷ついた細胞を修復する作業がおこなわれ、脳内にたまった雑多な情報も整理されます。それで、よく眠れた翌朝はスッキリ……となるはずが、ここにも加齢の波が！

歳《とし》とともに「ぐっすり眠った感じがしない」「何時間も続けて眠れなくなった」「眠るまでに時間がかかる」などなど、睡眠に関する悩みが多くなってきます。

中高年になると、睡眠の質も量も低下してくるので、不眠を訴える人が少なくありません。これは加齢によって〝眠る体力〟が落ちてきているためで仕方のないこと。眠っている間のエネルギーはけっこう消耗するので、**眠るにも体力がいる**んです。

必要な睡眠時間は10代からどんどん減っていきます。若い頃に比べると活動量が減り、基礎代謝も減っているので、「それほど眠らなくてもいい体になった」という見方もできますね。若い頃とは体そのものが変わっているのですから、そこは自覚しておきましょう。

睡眠には個人差があります。眠りのパターンも人それぞれ。「一日8時間寝なくちゃいけない」と考える必要もありません。

たとえ一日4~5時間しか寝ていなくても、昼間の生活に支障がなければ大丈夫。眠くなったら、昼寝をしてもいいんです。30分以内の昼寝は健康によいともいわれていますからね。「昨夜は3時間しか寝ていないから、今日は一日中ゴロゴロしていよう」とあっけらかんと受けとめたほうが、不眠ストレスがないと思います。

近頃、高齢の方からよく聞くのは、「いつも夜中までテレビを見ていて4時間くらいしか寝ていないけど、昼間に眠たくなったら寝るからいいの」という声。それが一定のサイクルになっていて、体調に影響がないなら、私はそれでも一向にかまわないと思っています。

とはいえ、仕事があったり用事が山積みだったりする方は、「仕事に行くために朝6時に起きなくては！」「明日は忙しいから、睡眠不足になっちゃいけない」というプレッシャーがあって、眠れない焦燥感《しょうそうかん》と不安感に一層あおられますよね。

社会的なルールに縛られて「眠らなきゃ、眠らなきゃ」と自分を追いこんでいくうちに、慢性的な不眠症になってしまったという方もよく見られます。「ああ、もうこんな時間。あと4時間しか寝られない」と焦《あせ》れば焦るほど眠れなくなったりするんです。

不眠を訴える方の多くは心理的な問題からきています。心を鷹揚《おうよう》に構えて、「眠くなったら寝る」くらいのテキトーさをもち合わせていたほうが案外スムーズに眠りにつくことができると思います。

第一、眠れなくて死んだ方はいません。要はあまり深刻に考えすぎないことです。

快眠のために知っておきたいこと

人間の体内時計は、一日が24時間より少し長いそうです。

ということは、放っておくと少しずつ後ろにズレていってしまいます。自然にまかせていくと、やがて昼夜逆転の生活になりかねません。

そこで重要になるのは、**毎朝決まった時間に起き、朝の光を浴びること**です。すると体内時計が補正され、昼の活動による疲れがたまって夜になると眠くなるというリズムが確保されます。
また、睡眠に関わってくるのが体温の変化。寝る1時間くらい前に軽いストレッチをしたり、お風呂の湯舟にゆっくり浸かったりして体を温めた後、体温が少し下がりはじめた頃に寝ると快眠につながります。

睡眠と光の刺激にも密接な関係があり、スマートフォンやパソコンなどに使われているLEDライトは覚醒作用があるので、寝る前は使わないほうがいいでしょう。眠れずとも部屋を暗くして、ラジオやCDで好きな音楽を聴《き》くくらいがちょうどいいかもしれません。

眠りを誘うためにお酒を一杯という方もいるようですが、寝る前のナイトキャップ（寝酒）はNGです。たとえ酔った勢いで眠れたとしても、アルコールには覚醒作用もあるので途中で目が覚めてしまうことが多々。眠りも浅くなります。
また寝る前のアルコールは消化管の動きを鈍らせて、胃もたれや逆流性食道炎の原因にもなります。晩酌は夕食時に、眠りにつく2時間くらい前までに切り上げておきましょう。

郵便はがき

切手をお貼りください。

102-0071

東京都千代田区富士見一―二―十一
KAWADAフラッツ一階

さくら舎 行

住所	〒　　　都道府県			
フリガナ			年齢	歳
氏名				
			性別	男　女
TEL	(　　　)			
E-Mail				

さくら舎ウェブサイト　www.sakurasha.com

愛読者カード

ご購読ありがとうございました。今後の参考とさせていただきますので、ご協力をお願いいたします。また、新刊案内等をお送りさせていただくことがあります。

【1】本のタイトルをお書きください。

【2】この本を何でお知りになりましたか。

1.書店で実物を見て　2.新聞広告（　　　　新聞）

3.書評で（　　　　）　4.図書館・図書室で　5.人にすすめられて

6.インターネット　7.その他（　　　　）

【3】お買い求めになった理由をお聞かせください。

1.タイトルにひかれて　2.テーマやジャンルに興味があるので

3.著者が好きだから　4.カバーデザインがよかったから

5.その他（　　　　）

【4】お買い求めの店名を教えてください。

【5】本書についてのご意見、ご感想をお聞かせください。

●ご記入のご感想を、広告等、本のPRに使わせていただいてもよろしいですか。
□に✓をご記入ください。　□ 実名で可　□ 匿名で可　□ 不可それでも、神経が研《と》ぎ澄まされてしまってよく眠れないという方は、睡眠導入剤や軽い安定剤を飲んでみてもいいと思います。きちんとした用量を守っていれば害はありません。

私自身、決まった時間に寝て睡眠をしっかりとりたいというときは服用していますし、私と同世代の医者仲間の多くが飲んで元気に仕事をしています。

あれこれ考えごとが駆けめぐって頭が冴《さ》えざえとしてしまうなら、その状態をいったん薬で強制終了させるのもありだと思います。眠って心身の疲れをクリアにし、明日の元気につなげましょう。

ところで、幼い頃の遠足の前日など「気持ちが高ぶって興奮し、目が冴えてなかなか眠れなかった」という経験はありませんか？　それが大人になると、ワクワクして気持ちが高ぶることが少なくなり、いやなことばかり思い出したり、イライラした気分が抜けなかったりして眠れないことのほうが増えてくるようです。

そんなときは気分を切り替えるために、寝床でラジオを聴いてみてはいかがでしょう。最近は中高年の深夜ラジオファンが多いようで、ＮＨＫの「ラジオ深夜便」などが人気だそうです。この時間に起きているのは自分だけじゃなく、同じように聴いている人がいっぱいいいると思っただけでちょっと救われる気分になりますよね。

何はともあれ、**睡眠は時間や深さにこだわらず、気持ちを鎮めて休息モードにしていくことが大事。**不眠解消の糸口は、心身をリラックスさせることにあります。

誰にも起こる「うつ状態」

「眠れない」「食べられない」「楽しめない」がサイン

50代ともなると、若い頃にはなかった悩みが持ち上がってきます。子育てが終わったとはいえ、子どもが大きくなればなったで別の問題が浮上してくるものです。また、退職へのカウントダウンが始まり、老後の生活に対する不安も出てくる上、老親の介護が始まることもあるでしょう。

環境の変化に気持ちが追いつかず、心身ともに疲れがたまっていくと「うつ状態」になることがよくあります。人によってはうつ病を発症する恐れもあります。

うつ病の症状には個人差がありますが、以下が代表的なものです。

・眠れない、眠りが浅い
・憂うつな気分に支配され、わけもなく悲しい、何の希望ももてない

・興味や喜びの感情を失い、何をしても楽しくない、何かをしたい気持ちもなくなる
・食欲がなくなる
・性的な関心や欲求が低下する
・人と会うのがうっとうしく、自分の世界に引きこもり、外との接触を絶つ

「眠れない」「食べられない」「楽しめない」状態が長く続いているのなら、うつ病を疑ったほうがいいでしょう。ただし、ときどきそんな状態になるけれど、普通に日常生活を送れているというのであれば、まだうつ病ではありません。

うつ病については専門に扱った本をお読みいただくとして、この本では中高年の誰もがなりやすい「うつ状態」（以下、うつと記載）について取り上げたいと思います。

うつは、何か自分にうまくいかないことがあって、気持ちが落ちこんでしまう状態。家族のこと、仕事のこと、人間関係のことに加え、予期せぬ災害に遭《あ》ったり、ショックな出来事があったりして、気持ちがズドーンと沈んでしまう状態です。

手塩にかけて育てた子どもが巣立ったときに陥《おちい》る「空《から》の巣《す》症候群」もその一つでし

ょう。何かをしているときは気が紛《まぎ》れても、ふとしたときに気分がどんよりしてしまいます。

うつは誰にでも起こりうる。誰だって気分が晴れやかな日と落ちこむ日があるように、**うつうつした日もずっと続くわけではありません。**でも〝心ここにあらず〟の状態がずっと続くと、取り返しのつかない間違いをしたりケガをしたりするので、その状態からうまくフェードアウトしていく方法を探っていきましょう。

心の急降下を防ぐ法

うつに陥ると「自分だけがなぜ……」「どうせ私は……」と悲観的になり、そうなるとますます気が滅入って自分の殻に閉じこもりがちになります。

でも「加齢で体の機能が変わってきたせい」とわかれば、「自分だけじゃない。これも年齢相応のことなんだ」と少しは気が楽になるような気がします。

中高年になると脳の老化が進み、ホルモン値も下がるので心の状態に影響を与えます。そう、これはみんなに起こっていることなんです。

まず加齢によって脳の視床下部《ししょうかぶ》の働きが低下することで、外からの刺激に素早く反応できなくなります。つまり〝感じる力〟が鈍くなり、「そのお笑い番組の何がおもしろいのかわからない」「みんながいうほど感動しなかった」となってしまうんですね。

また〝心の若さと元気の素〟である性ホルモンが減少すると、楽しさを感じにくくなります。若い頃はたわいもないことに笑い転げ、箸《はし》が転んでもおかしかったのに、花盛りの時代が終わって人生のピークが過ぎると、昔ほど笑えなくなっていることに気づくはずです。

そして疲労を回復してくれる成長ホルモンの低下により、体が疲れやすくなって心の活力をも奪っていきます。

中高年は生活サイクルが大きく変わる時期。子どもの自立や定年退職、親しい人や身内が亡くなるなど、それまでの人間関係や環境が一変することも心の揺らぎにつながります。自分の拠《よ》り所にしていた大切なものを失って、喪失感が生じやすくなるんです。

体や頭の衰《おとろ》えも感じはじめ、これまでできたことができなくなるとため息ばかり。行動力は落ちるし決断力もなくなるわで、心が夕暮れどきになってしまいます。

でも本当にたいへんな渦中にいるときは、うつになりにくいんです。渦中から抜け出て、「ああ、やっと終わった」とホッと一息ついたときが危険。ほら、超絶に忙しいときは火事場の馬鹿力で乗り切れたのに、これでようやく休めるとなったとたん風邪で寝込んだりすることってあるでしょう？　それと同じような感じです。

たいへんな介護から解放されたときや子どもが手を離れたとき、仕事を退職したときなど、がんばって自分を支えてきた軸がポキンと折れてしまったときが危ない。戦闘モードの「交感神経」がずっと優位になっていたので、急に気がゆるむと落差の波も大きいのです。

だから忙しいときほど休息時間を設けて、適度な波に調整していくことが大切です。あえて意識的に自分を休ませる「休息できる力」を養っておけば、環境の変化に対応しやすくなり、心の急降下が防げます。

新しい世界に気持ちがシフト

では、うつになったときはどうしたらいいのでしょう。

心の不調は一概に「こうすれば治《なお》る」というものではなく、個々のケースによって違いがあると思いますが、軽い安定剤や抗うつ剤を飲んで治る方もいます。私は患者さんからの相談を受けて、これは深刻だなと判断したときはメンタルクリニックをご紹介しています。

そのほか、日常生活の中で提案できることはいくつかあります。

うつは孤立感が高まったときになりやすいので、孤立した自分の世界から出ていくことが一つ。そのためには人との関わりをもち、社会とつながっていくことが重要です。

自分にとって大事な何かを失ったとき、気のおけない仲間が心の支えになることがあります。また、日常から離れた別の世界に自分の居場所をつくっておけば、心の逃げ場ができます。

職場や家庭内でいやなことがあったとしても、たとえば趣味の場や地域活動など、もう一つの世界に身を置くと気持ちが切り替わったりするものです。

人と話しているうちに気分転換ができて、たとえ一時的でも気が晴れたらストレスが発散できたと見るべきでしょう。

そして人とおしゃべりするということは、相手を目で見て認識し、話を耳で聞いて声を出すという、五感の肉体的活動をともなうので脳の活性化にもなります。

家族中心、仕事中心の生活を送ってきた方ほど、そこで築いてきた価値観にとらわれる傾向があるようです。これは中高年の男性に多いのですが、会社である程度の地位についていた方は退職後も現役時代のプライドがあって、一個人としての新しい人間関係が築きにくいと聞きます。

プライドが邪魔をして「今さら新しい世界に飛びこんでいったって」と思ってしまうのかもしれませんね。

しかし思い切って自分の殻を破り、今までとは違う新たな世界に入ってみると、しがらみのない人間関係が案外心地よく感じられるような気がします。

専業主婦だった女性も、自分の主軸としていた世界から飛び出してみてはどうでしょう。うつうつした世界から新しい世界に気持ちがシフトできると思います。

「人のため」が「自分のため」になる

でも昔から人づきあいが苦手で、いろいろな人と交流する場に行くのも気が進まないという方もいることでしょう。むしろそういう方ほど、うつから抜け出せずに苦しんでいるかもしれません。

そんな方におすすめしたいのは、**「人のため」に何かをすること**です。誰かのため、社会のために自分のできることをやってみましょう。大げさなことじゃなくていいんです。無理をしない程度に、自分のやれる範囲でけっこうです。

地域活動やボランティアでもいいでしょう。庭で育てた花を、ご近所のどなたかへ差し上げてもいいでしょう。手始めに、家族が喜ぶようなものを手づくりして贈ってみるのもいいかもしれません。

新聞にこんな記事が載っていました。ある中高年の女性が、毎日やることがなくて寂しいので、家族の歴史を写真入りで綴《つづ》る「家族新聞」をつくってみたそうです。それを離れて住む子どもたちに送ったら、とても喜ばれてみんなが次号を楽しみに待つようになったとか。いつしかそれが自分の張り合いになり、毎日が楽しくなったとのことです。そういう自分にできることでいいと思います。

人は、「自分のためだけになること」をしてもどこか心が満たされず、達成感もある程度歩留《ぶど》まりになりますが、**人が喜んでくれると思うことならけっこう力が湧いてきます。**人の喜ぶ顔を思い浮かべながらの作業って、楽しいですからね。

私もよく落ちこむことがありますが、患者さんと会話しながら少しでも笑っていただけると、それだけで自分自身の気持ちが癒《いや》されていることに気づきます。

患者さんの気持ちを少しでも和《やわ》らげたいと思っておしゃべりしていたつもりが、患者さんの笑顔を見て逆に自分の心が救われているんですよね。

誰かに喜んでもらえることをして他者から自分の存在価値が認められると、自分を肯定する気持ちが生まれます。誰かに喜ばれると、自分が認められたようでちょっといい気分にもなるんです。そうすると孤立感がなくなるので、うつうつした感情からも解放されるに違いありません。

うまく人間関係を築くコツ

人づきあいがうまくできないという方に、ヒントをもう一つ。

認知症の方に効果的とされる「ユマニチュード」というケア法があります。ユマニチュードとは、フランス語で「人間らしさ」という意味で、高齢者ケアのために生まれたメソッドです。**あらゆる場面で「あなたは大切な存在です」「あなたのことを大切に思っています」というメッセージを伝えることにより、相手の心を開いていくコミュニケーション技法ともいえます。**

具体的にいうと、「見る」「話す」「触れる」「立つ」という人間の特性に働きかけ、信頼し合える人間関係を築いていく手法です。参考までに、その方法を次に記します。

◎高齢者に有効な「ユマニチュード」ケア法の4つの柱

○「見る」——相手の目線に合わせる。真正面から相手の目を見つめることは、「自分はあなたに関心がある」という意思表示につながる。

○「話す」——前向きな言葉で話しかける。ゆっくりとやさしく話しかけることで相手の心が解きほぐされ、スムーズなコミュニケーションがとれるようになる。

◯「触れる」——柔らかく触れて愛情を表現する。肩や背中にやさしく触れると相手の心が和らぎ、自分は大切に思われていると実感してもらえる。

◯「立つ」——立つという行為を通して、人としての尊厳と誇《ほこ》りを守る。立つことで筋肉の維持や血流を促すと同時に、「自分はここに存在している」という自覚を促す。

私はこのケア法が認知症の方だけでなく、すべての人間関係や、上手な人づきあいの方法としても使えると思いました。これは子育てのときに多くの方がやっていたことと同じなので、その当時のことを思い出してやってみたらそんなにむずかしいことではないはずです。

このコミュニケーション術を人との交流に生かしていくと、相手は心を開いてくれます。

そこでの重要なキーポイントは、ありのままの自分をさらけ出してオープンマインドになることです。素《す》になると、気が楽になります。「私、本当はこういうことが苦手なのですが……」とか、本音を打ち明けると相手も心を許して受け入れてくれると思います。

うつ病の治療法として「自然の中に身を置く」「動物とふれあう」「農作業」などが有効とされていますが、それは自然や動物、植物が〝ありのまま〟だからでしょう。それで自分の心も解きほぐれていくのですね。

よくお歳を召した女性たちが楽しげに、ワイワイと盛り上がって仲間同士のランチや旅行を謳歌《おうか》しているのを見ると、いろいろな経験を積んできて「人生は楽しまなくちゃ」という気持ちに達したのだろうなと思います。「人生にはいいときも悪いときもある。人生とはそういうもの」と知ったとき、人は強くなれるのかもしれません。「今はうつ状態だけど、心が晴れる日はきっと来る」と信じて、今の自分をありのままに受け入れることも次のステップにつながっていくはずです。

心の切り替え、頭の切り替え

女性は、妻、母、嫁、娘、ワーキングウーマンなどの立場でいろいろな役割を同時にこなしていくことが身についてしまっているため、知らず知らずのうちに無理を重ねている傾向があります。

仕事や家事は待ったなし。職場や家族の要求は容赦ありません。そこでついつい無理をしてしまうんですね。

そんなとき、すべてから解放されて一息つきたいなと思う女性は多いでしょう。のんびり一人旅でも楽しめたらいいのですが、そんな余裕もないという方は、半日でもひとりの時間をもつと心がリフレッシュできると思います。好きな場所に出かけたり、静かな喫茶店でゆっくり本を読んだり、エステやマッサージで至福の時間を過ごしてもいいかもしれません。

ちなみに、仕事や家庭から離れてリフレッシュしたいという方のために、精神科の病院では「休息入院」を設けているところもあります。家にいるとなかなか休めないという方が、ストレスケアのために利用することも多いようです。

メンタルヘルスに加えて、医師の指導のもと断食を取り入れたり、リラックス系のストレッチやマッサージ（健康保険での治療ではありません）をおこなっている病院もあります。

自分が気分転換できる時間をつくると、心が解放されて疲れもとれてきます。多くの場合、日常に追われてルーティンの作業で一日が終わってしまいがちですが、何か気分転換になることをすると気晴らしになります。ただ体を休めるだけでなく、**頭を切り替えられる作業をするのも一つの方法**です。

私は毎日診療に従事し、家庭での役割もそれなりにこなしていますが、そんな日常とは違う〝作業〟が気分転換になっていることがあります。たとえば、ネットで連載している読売新聞オンラインの「ヨミドクター」(https://yomidr.yomiuri.co.jp/column/joki-mari/)の「女のココロとカラダ講座」や本の原稿を書いているときは、頭のスイッチが切り替わってリセットできる時間になっています。

まあ、これも仕事といえば仕事なのですが、日常のルーティンと違うことをするのも頭のリフレッシュには効果があると感じています。

料理が好きで、その時間が気分転換になって楽しいというのであれば、それもまたよし。つまり、肉体的には疲れる作業でも、心がリフレッシュできるものであればいいんです。大事なのは、好きなことをして楽しむ時間をもつことです。

もちろん、何もしないで昼寝をむさぼるのだっていいでしょう。いつも人に気をつかっている方は、一人でボーッとできる時間をつくる。逆に、何かに刺激を受けることで気分転換できる方は、人と会ったりどこかに出かけてもいいと思います。カラオケ、スポーツ、美術館や神社仏閣めぐり、自分が楽しいと思える時間をもってください。

ただし、健康のためと思っていやいやスポーツをしても、楽しいと思えなければ心の健康には逆効果なのであしからず。

このような話をすると、「自分には楽しいと思える趣味がない。今からでも趣味を見つけて何か始めたほうがいいでしょうか？」と聞かれます。

でも無理をして好きなことを見つける必要はありません。その都度やりたいことをつまみ食い程度にやって、気分転換していけばいいでしょう。そのときどきで、目の前にある楽しいことをやっていけば十分。おいしいものを食べて、至福の時間を過ごすことだってリフレッシュタイムになります。

大切なのは、スイッチを切り替える時間をもつように心がけること。それが心身を休息できる体につながっていきます。

認知症の予防対策

「物忘れ」と「認知症」の違い

人生100年時代を迎え、寿命が延びて認知症になる高齢者が増えています。老いた親が認知症になって、介護のたいへんさを味わっている方も多いはずです。

そんな話を耳にするたび、家族に迷惑をかけることになる認知症だけにはなりたくないと思う方がほとんどだと思います。自分が自分でなくなっていく姿を想像しただけで不安になりますよね。

「最近、物忘れがひどくなって、人の名前がすぐ出てこない。これって認知症の予兆？」と心配になる方もいるでしょう。でもそのくらいの物忘れなら問題はありません。

記憶力の低下は40代から始まっており、誰にでもあること。私もしょっちゅうです。

「今、何かを取ろうと思って冷蔵庫を開けたけど、あら、何だったかしら」なんてこともよくあります。

物忘れには種類があって、一つは「体験の細部を忘れてしまう」もの。「今日のお昼ごはん、何を食べたのかすぐ出てこない」「スーパーから帰って、買い忘れたものに気づく」「外出先で会った人の名前が思い出せない」というようなことですね。

この場合、自分が忘れたことを自覚しているので、あまり気にしなくていいでしょう。

もう一つは「体験そのものを忘れてしまう」もの。「昼ごはんをまだ食べていない（本当は食べている）」「今日、スーパーに行ったかどうか覚えていない」「出かけて人に会ったという出来事の記憶がない」となれば、自分の体験そのものを忘れてしまっているので認知症の領域に入っています。

認知機能の低下で日常生活に支障をきたすようになったら、まずホームドクターに相談してみましょう。「物忘れ外来」を設けている病院もありますが、精神科、心療内科、神経内科などの専門医を紹介してくれると思います。

「体を動かす」「心が喜ぶことをする」

じつは、認知症のメカニズムはまだはっきりとわかっていません。私の診療経験と医学データなどから、おそらくこうだろうと考えられることを少し述べますね。

記憶をつかさどる大脳は、ほかの臓器と同様に老化し、脳の大事な部分である視床下部の働きも加齢とともに衰えていきます。

視床下部は、感情や五感から得た情報をもとに大脳やほかの臓器に指令を送っています。たとえばこんなふうな具合です。

「食べ物が腐っていることを匂いや味で感じる」→「視床下部に伝わる」→「食べるなと視床下部が大脳に命令する」→「大脳は食べるのをやめさせる」

大脳は、いちばん偉い臓器のように思われがちですが、視床下部に管理されている部下のようなものなんです。先に述べたように、体温の上昇を感じにくくなって熱中症にもなりやすくなるのも、五感のコントロールをつかさどる視床下部の衰えからきています。

認知症になると匂いがわかりにくくなります。ご飯を食べたばかりなのに、まだ食べていないとよくいったりするのも五感が鈍くなっているからでしょう。五感からの情報が視床下部を通してうまく大脳に伝わらず、正しい行動をとれなくなってしまうのです。

このように五感、視床下部、大脳の劣化によって、入ってきた情報を記憶としてきちんと収められないことが認知症の原因の一つとして考えられます。

ということは、認知症予防に有効とされる「手先を使う」「人とおしゃべりする」といった方法も五感を働かせる動作をともなうので、脳を刺激するにはよいと納得できますよね。

認知症の予防対策としては、「体を動かす」「心が喜ぶことをする」のが効果的といわれています。

まず、運動神経細胞を活発化することで、脳が活性化されます。歩いたり体操したりする運動だけでなく、しゃべったり歌ったり、家事をすることも立派な運動です。料理を例に取ると、何をつくるか考えながら買い物に行き、段取りを考えて手先を使って切ったり焼いたりしますよね。そして見た目をきれいに盛りつけて味わう。このように五感を使うことで、脳が活性化するんです。

また、心が喜ぶ楽しいことをすると情動面が活発化され、脳の刺激につながります。心が喜ぶことはうつ対策にもなるので、今一度「自分の心が喜ぶ楽しいことって、どんなことかなあ?」と考えてみてはいかがでしょう。

認知症の家族の介護をしている方へ

ここからは、認知症の家族を介護している方に伝えたいことです。

認知症になると、記憶障害だけでなくまわりを困らせる問題行動もいろいろ出てきます。徘徊《はいかい》、過食、拒食、昼夜逆転、幻覚、妄想、暴言や暴力など、人によってそれぞれですが、介護する側にとってはストレスがたまるばかり。心身ともに疲れ果て、介護うつになってしまう方も少なくありません。

注意すべきは、介護する側ががんばりすぎてダウンしないこと。介護は相当な負担を強《し》いられるので、肉体的にも精神的にもいっぱいいっぱいになってしまいます。でもそこで、〝あえて休息する〟勇気をもってください。でなければ、結果的にみんなが共倒れになってしまいます。介護サービスを積極的に利用し、人の手を借りることも大事です。

私の知人は仕事と介護の両立で自分の時間がない中、少しの合間を見つけて落語の寄席に行き、たくさん笑って気持ちをリフレッシュしたそうです。そうやって、自分の心身を守っていくことも大切です。

介護される側も、あなたが自分のために疲れて倒れることはけっして望んでいません。自分の体は、自分で守る。それがみんなの幸せにつながると私は思います。

認知症の症状は、周囲の対応次第で進行がゆるやかになることも確認されています。当のご本人が「自分は変だ。おかしい」といちばん不安になっているので、やさしく笑顔で接して「大丈夫だよ」と安心させてあげることが心を安定させるようです。118ページでご紹介した「ユマニチュード」のケア法も大きな効果があったと報告されているので、参考にしてみてください。

認知症研究の第一人者で、認知症を診断する検査指標の「長谷川式スケール」を世に広めた長谷川和夫《はせがわかずお》博士ご自身が認知症になり、先頃その体験談を記したご著書や取材番組が話題になりました。

長谷川氏はかつて、デイサービスの設置を推し進めてきた方ですが、実際に自分が利用してみるとそれほど快適ではなく、むしろ孤独感が募《つの》ったと正直な感想を述べています。でも家族を休ませなければという思いで利用したとのことです。

つまり、認知症になっても介護している家族に迷惑をかけたくないという気持ちはずっとあるんですね。何もわからないように見えていても、そうした気持ちがあるということを胸に刻んでおくと少しはやさしく対応できるような気がします。

各地域には認知症の家族の会などがあるので、そこに参加して介護に役立つ情報を聞いたり、介護者同士で悩みを打ち明け合ったりして、たまったストレスを発散させることもいいのではないかと思います。くれぐれも、自分ひとりですべてを抱えこまないようにしてくださいね。

●コラム
「歳をとることへの不安要因は何ですか？」

近年の核家族化と高齢化社会を反映するように、ひとり暮らしの高齢者が増加しています。平均寿命でいうと女性のほうが長生きするので、今後は女性高齢者の単身世帯がさらに増えるものと思われます。私たちも今後起こりうる先を見つめて、いかに幸せな人生を全《まっと》うするかを考えてみる必要がありそうですね。

加齢に対して嫌悪感《けんおかん》を抱くのは、自分だけ取り残されてひとり寂しく孤独になることへの不安に加え、老いて何もできなくなる自分や病気への恐れがあるからだと思います。

でもそのときはそのとき。不調とも共生していくつもりで構えておけば、取り越し苦労の憂いも軽くなるのではないでしょうか。

東京都健康長寿医療センター研究所の、こんな調査結果があります。家族と同居している高齢者とひとり暮らしの高齢者とで要介護になる割合を調べたところ、差はほとんどなかったそうです。ひとり暮らしだとある程度の緊張感をもって家事も自分でこなしているので、筋肉の維持や脳の刺激になっているのでしょうね。

注目したのは、同居か独居かよりもむしろ「社会とつながっているかどうか」が健康維持のカギになっていると報告されていたことです。普段からよく会っている人や、助けを求められる親しい人の数が多いと、要介護になる率も低かったそうです。この事実は、「死ぬまで元気な体」でいるための大きなヒントになりそうですね。(注:2020年3月4日朝日新聞の記事から抜粋)

とはいえ、思わぬところで骨折やケガ、病気に突然なる確率は歳とともに増えます。80歳を超えたら、ひとり暮らしや高齢世帯の方は、日頃元気であっても介護認定について検討を始めましょう。

はじめは勇気がいるかもしれません。あるいはまだまだ私は大丈夫と思う方も多いと思います。でも早めに備えておけば何かあったときに不安や家族への迷惑を減らすことができます。そんなときも生活環境をよく知っているかかりつけ医がサポートしてくれます。必要なときは他人に助けを求める心の柔らかさも忘れずにいましょう。

私の患者さんの中に、シングルで仕事もがんばっている50代の女性がいます。彼女はいつも楽しそうで輝いて見えます。普段の暮らし方を聞くと、会社以外のコミュニティをたくさんもっていて、同じマンションで同じ世代の女性たちと休日にウォーキングをしたりランチをしたり、万一のときを考えてお互いに鍵を預け合っているとのこと。しかもゆるいつながり方で、参加も自由なのだそうです。

そういう関係っていいなあと思いました。そんなコミュニティがあると、孤立感や寂しさが少なくなりますよね。

もう一つ、興味深い研究データをご紹介しましょう。

１００歳を超える高齢者たちに「今は幸せですか？」と聞いたところ、ほとんどの方が心から「幸せです」と答えたそうです。寝たきり状態で外出もろくにできず、傍から見るとなんの楽しみもなさそうなのに、「今が幸せ」といっている。歳を重ねた先には、若い頃とは違った世界が開けているようです。

だから歳をとることを、そんなに心配したり恐れたりする必要はないんです。

「若さ」に執着するより、ありのままの自分を受け入れて「今、楽しいこと」に気持ちをシフトしていきましょう！　加齢によって起こるさまざまな体の変化を、ゲーム感覚で楽しむ心のゆとりも必要だと思います。

ROUND4

自分が望むゲームセットにするために

加齢ゲームの終着点

死後のことばかりに頭が向いていませんか？

さて、この本もいよいよ最終章に入りました。

これまで、加齢にともなって起こるさまざまな不調や健康対策について述べてきましたが、私がこの本でいちばん伝えたかったことは、ここからといっても過言ではありません。

あなたは、自分の人生の最期《さいご》をどのようなかたちで迎えたいですか？

「縁起でもない！」といわれるのは百も承知。でも人間の死亡率は100％です。あなたもいつか必ず、人生の終わりを迎えます。

理想はもちろん「ピンピンコロリ」。死ぬまで元気な心と体です。そのために役立つアドバイスをここまで書き記してきましたが、人生が思いどおりに進まないのも世の常です。

病気や事故で亡くなることもあれば、死因が老衰《ろうすい》でもその前に要介護になることだってあります。

考えたくない未来だとはいえ、最後の最後に「こんなことは望んでいなかった」とならないように、今から自分の人生の仕舞い方を少しずつでも考えておきませんか。

70代前半くらいまでなら、超高齢者と違って死が目の前に差し迫っているわけではないので、まだ冷静な考え方ができます。また若い頃と違って、人生の浮き沈みを経験してきたからこそ、自分の終末期を改まって考えるにふさわしい時期だと思います。

近頃は「終活」ブームで、中高年の間では持ち物の断捨離から財産の整理、お葬式の希望、相続の遺言などを準備する方が増えてきました。

それはそれで、とても大切なことです。

でもその場合、多くの方は自分の死後のことばかりに意識が向いているような気がします。お葬式やお墓のこと、これは誰それに残したいとか、この家や土地はずっと受け継いでほしいとか、自分が死んだあとのことばかりを気にかけている。といっても、その遺言が逆に家族の重荷になったり、もめる火種になったりすることもありますけどね。

しかし、**自分の死後のことを考えるより前に、まずは自分が生きている間のことを考えておくべきではないでしょうか。そして周囲に、自分の「終末期の希望」を伝えておくことが大事だと思います。**たとえば、「過度な延命措置はしてほしくない」とか「痛みだけは取り除いてほしい」など自分の考えを話しておけば、何かあったとき、家族があなたの代わりに医療機関に伝えてくれるはずです。

人生の最期を、自分の望むかたちで迎える準備をしておきましょう。

自分が望む「終末期の医療」

人生の終末期の希望というと、「最期まで自宅で過ごしたい」あるいは「認知症が進んだら施設に入れてほしい」といった声がよく聞かれます。もちろん、人生最期のときを過ごす場所についていろいろ考えておくことは重要です。

たとえば、高齢者向けの施設といってもいろいろな種類がありますが、死ぬまでそこで暮らせるとは限りません。ある程度の医療体制はとられているとはいえ、介護施設は医療機関ではないので、施設で対応できない病気になったら退所を迫られる場合もあります。

肺機能が弱ってきて、在宅酸素療法が必要になったら退所という施設も少なくありません。そうした万一の場合も踏まえて、今から調べておくことは大切でしょう。

一方、自分の「終末期の医療」の希望まで考えている方はあまりいないような気がします。そうなったらなったときで、医者にすべて任せるしかないと思っていませんか？

でも考えてみてください。仕事のときは自分で段取りを考えながら進め、何かを買うとなったらいろいろ見比べながら考えて決めますよね。大抵のことは自分で考えて決断していくのに、自分が受ける医療となると「お医者さんにお任せします」となってしまう。

自分にとっては最重要事項であるはずなのに、それでいいのかな？　と思ってしまいます。

専門的な医療知識はわからないままでも、自分の望んでいること、望まないことだけでも考えておけば、**大筋の方向性は決めやすくなります。**

「苦痛が大きい治療はいや」「医療にかかる経済的な負担は避けたい」「先進医療を受けてみたい」など、いろいろなパターンを考えてみましょう。

具体的にどういうことを考えておけばいいのかは後述しますが、元気なうちに考えておけば、いざというときの混乱が最小限に抑えられます。本当にその立場になると、思考が停止して何も考えられなくなってしまいますからね。

まだまだ長い人生、そのときどきで希望することが変わっていってもかまいません。「あのときはこう思っていたけど、今は考えが変わった」でも、ぜんぜんOK。「がんになった友人の様子を見て、自分なら抗がん剤治療は受けたくないと思っていたけど、治《なお》る見込みがあるなら受けてもいいかな」というように、のちのち変わってもいいんです。

折にふれて少し考えておくと、いろいろなバリエーションが加味されて、最終的に自分の望みに近いかたちで着地できると思います。

家族に自分の希望をどう伝えるか

中高年女性は、身内の介護や看病経験が仲間同士の話題に上ることも多いので、「もしも自分が病気になったら」「もしも要介護の状態になってしまったら」と考える機会が多いに違いありません。

しかし中高年の男性は一般的にその手の話を忌《い》み嫌い、避けようとする傾向があります。「まだそうなってもいないのに、もしもの話をしても仕方がないだろう」と相手にしてくれなかったり、「せっかく家族が揃った団欒《だんらん》の場で、そんな話はやめよう」と止められたりすることもあるでしょう。

でもそこを押してでも、自分の希望は家族に伝えておくことが大切です。

自分が意思を伝えられなくなったときや、自分の治療やケアについて決められなくなったとき、あなたの考えや希望が尊重されるからです。

あなたの考えがわからないままだと、家族は不確かな想像をして決めざるを得なくなります。そうした家族の気持ちの負担を軽くする意味もあるのです。つまりあなたのためだけではなく、家族のためでもあるんです。そこを強調してみては？

最近の出来事やニュースなどの話題から、「私はこう思う」という話にもっていってもいいでしょう。

「○○さんがどうも具合が悪いらしいの。その様子を聞いて、私ならこういう治療を受けたいと思ったわ」「あの番組を見て思ったんだけど、私は何かあったときのために、自分の希望をノートに書いておくことにしたわ」と、それとなく伝えておくという手もあります。

ここで私からの注意が一つ。

家族には何もいわず、自分の希望を書いた書面を黙って金庫にしまい込んだりしないでくださいね。家族には、「ここには大事なことが書いてあるから、万一のときは見てほしい」と置き場所は教えておいてください。いくら周到に準備していても、家族がわからなければなんの役にも立ちません。それだけはお忘れなく。

「うーん、でもやっぱり、こういう問題は話しにくいな」という方には、話のきっかけをつくるアイテムの一つとして、医師たちがつくった「もしバナゲーム」というカードゲームがお役に立つかもしれません。

これはアメリカのゲームを日本語に翻訳したもので、亀田総合病院（千葉県鴨川市）で緩和《かんわ》ケアや在宅医療に取り組む医師らが立ち上げた一般社団法人「ｉＡＣＰ（アイ・エー・シー・ピー）」が開発したカードゲーム（出典は一般社団法人ｉＡＣＰ https://www.i-acp.org/）。

重病のときや終末期に「自分が大事にしたいこと」として伝えたい言葉が記してあるカードを使い、自分の希望することを選んでいきます。そこで自分自身の価値観を考え、一緒にプレイする人と語り合うように設計されているため、「縁起でもない」話を「ゲーム感覚」で気軽に話し合うことができます。

36枚のカードに書かれているのは、「痛みがない」「呼吸が苦しくない」「尊厳が保たれる」「家族の負担にならない」などといった内容。体に関すること、精神的な事項に関すること、周囲に関することで「自分が大事にしたいこと」を選んでいきます。

遊び方や内容の詳細は、「もしバナゲーム」のホームページに記されていますが、グループで遊ぶときは持ちカードを交換したり、パスをしたりして、「あ、それ、私も大事にしたいカードだった」「え～、あなたはそっちを優先したいのね。どうして？」などと話をしながら、会話が広がっていきそうです。

このゲームは1人でもプレイ可能です。1人トランプをやるような感じですね。

やり方は、「私はこれが大事だな」と思うカードを10枚選んでいきます。重要度で迷うカードがあったら、「これとこれのどっちが大事かな」と自分の胸に問いかけて決めていきます。日を置いて、再度確かめてみてもいいでしょう。

ちなみに、私は何度やっても同じカードを選んでいました。私が何を選んだかは、あとで述べますね。

命に関わる病気になったとき

もしも、がんになったら

いくら「自分の終末期医療のことを考えておきましょう」といわれても、何をどこまで考えていいのか見当もつかないという方が大半ですよね。そこで「もしも命に関わる病気になったら？」という仮定で、少し予備知識的なお話をしていきたいと思います。

まずは、日本人の死因の第1位であるがんに焦点を当てて考えてみましょう。

もしもがんになったら、あなたはどこまで治療を受けたいですか？

たとえば、「保険適用外の先進医療を受けてでも、少しの可能性に賭けてみたい」「体力がなくなって寝たきりになる前に、つらい治療は中止して好きなことをしたい」とか、今は漠然としたイメージだけでもいいと思います。

多くのがんは早期に発見できると命の危険性にさらされることは少ないのですが、膵臓《すいぞう》がん、胆のう・胆管がんなどは早期に見つかっても厳しい状況に置かれます。進行性のものだったり、末期に至っていたらなおのこと、どこまで治療をするか思い悩むことが多くなります。

今は2人に1人ががんになる時代なので、がんの治療について知っておくと身内ががんになったときも役立つかもしれません。

がんの標準的治療とされているものは、手術、抗がん剤による化学療法、放射線治療の3つです。がんの種類と進行度によってエビデンス（科学的根拠）に基づいた治療法（ガイドライン）があります。

がんの進行具合にもよりますが、**少しでも治る見込みがあると診断されたら、これらの標準的治療は受けておいたほうがいいと思います。**ただしこれは私の個人的な意見。さまざまながん治療に対しては、否定的な意見をもつ医師もいます。

たとえば、抗がん剤治療の多くは倦怠感《けんたいかん》、嘔吐《おうと》、発熱、食欲不振、脱毛などのきつい副作用があります。体力があるうちなら持ちこたえられますが、全身状態がよくない患者さんには苦しめるだけで、かえって状態を悪化させてしまう場合があります。

しかし今は次々に新しい薬が開発され、副作用を抑えるいい薬もたくさん出てきました。かつては治らないとされてきた白血病や進行がんにも優《すぐ》れた治療効果を上げ、寿命を延ばすケースが増えています。

5年後には、さらにもっといい薬が出てきているかもしれません。治療法は日進月歩なんです。

私がホームドクターをしている患者さんで、卵巣がんの再再発でも元気に暮らしている女性がいます。再発を繰り返しても、どんどん新しい薬が出てきているので、「じゃあ、次はこれを使いましょう」といわれてトライしてきました。

とくに卵巣がんの薬は、次々に新しいものが開発されているようです。実際、彼女が「私はがん患者なんだよ」といわなければまわりも忘れてしまうほど、普通に生活しているのを見ると治療の可能性が広がってきていることを実感します。

このように、抗がん剤治療で寛解《かんかい》する患者さんも多いので、一度くらいは試してみてもいいのではないかというのが私の意見です。しかし体力が非常に落ちていて、これ以上落ちると生活の質を保てないという場合はおすすめしません。

民間療法に一縷《いちる》の望みを託す方もいますね。主治医のもとでエビデンスのある治療あるいは経過観察をおこないながらであれば、自分がいいと思うものをやってみてもいいと思います。

しかし一部の人には効《き》いても、逆に効かない人がいるのも事実。そこを踏まえてトライするなら、結果がどうあれ自分で納得できるはずです。その内容については必ず主治医に報告しましょう。

民間療法ではありませんが、高濃度ビタミンC療法は私も研修医時代に取り組んだ経験がありますし、水素水も意見が分かれるところですが、自分がいいと思ったものはやってみる価値があるかもしれません。

ただしあまりにも高額なものは、懐《ふところ》具合と相談してからのほうがいいでしょう。無理して大枚をはたいたのに効かなかったというのでは、泣くに泣けません。

少し余談になりますが、私はがんと診断され、抗がん剤治療の可能性のある女性患者さんにはまず「先にかつらをつくってください」とアドバイスしています。抗がん剤の副作用で毛髪が抜け落ちてしまうケースが多いからです。

女性にとって、毛髪がなくなることは非常にショックなこと。おしゃれをして外に出かけられなくなると、生きるモチベーションが落ちてしまいます。

化学療法が始まる前でなければ、かつらのお店で日頃の自分の雰囲気を伝えることができません。いつもの雰囲気とあまり変わらないような自分に合ったものを準備しておくことがベター。もし毛髪が抜けなかったとしても、そのときは普段のおしゃれ用に使えるのではないでしょうか。

先進医療は医療保険でカバーできない？

手術をすすめられたときは、先にご説明したようにセカンドオピニオンを必ず受けてください。手術をする前に、自分が本当に納得できる治療かどうか見極めることが大事です。

がんの種類と進行度合いにより手術前後に抗がん剤治療や放射線治療が必要となる場合があります。

放射線治療は、がん組織をねらい撃ちして死滅させる目的のほかに、骨転移などの痛みやがん組織による圧迫などの症状を和《やわ》らげるためにもおこなわれます。照射中の痛みはありませんが、副作用としては疲労感や食欲不振、照射された皮膚の変化などがあります。抗がん剤治療と併用する場合もあり、ケースバイケースです。

これらの標準的治療、つまり手術、抗がん剤による化学療法、放射線治療は健康保険適用になることがほとんどですが、保険適用外の抗がん剤もあります。

健康保険が適用となる治療には、ある程度の期間を経たデータが必要となってくるので、新薬が承認されるまで時間がかかります。

いろいろやってみても効果がなく、最終手段として厚生労働省が認可する前の新薬を試してみたいという場合は自費診療になります。

よく医療保険で「先進医療もカバー」とうたっているものを見かけますが、落とし穴もあるので要注意です。先進医療とは厚生労働省が認めたものであって、認可前の新しい抗がん剤を使った治療は該当しません。保険に入る前に確かめておきましょう。

自費診療の高額医療を受けられる経済的余裕のある方は別として、老後の年金や蓄えなどを考えると、医療費にどこまでお金を使っていいかという問題も出てきます。その点も含めて、自分はどういう医療を受けたいかということを今から考えておいたほうがよさそうです。

日本の保険制度は優れています。保険適用で十分ながん標準治療を受けることができます。それでも部屋代（差額ベッド代）だの初期の支払い（高額医療費は申請後に支払われる）だのと医療費はかかります。予定外の出費となり家計を圧迫し、老後破綻を招くことのないように。

●コラム
気持ちが揺れる「子宮と卵巣」の病気

体の臓器を取るとなると、それだけで動揺するものですが、多くの女性の気持ちが揺れるのは、子宮や卵巣を切除する手術でしょうか。40代前半までの女性なら、子宮や卵巣を切除するということは妊娠をあきらめることになるので悩んで当然です。

閉経近く、あるいは閉経後でも女性として、またむやみに臓器を取るなんてまっぴらごめんと思うのが普通でしょう。しかし医師が切除をすすめるには理由があるはずです。がんではなくても大きい子宮筋腫や卵巣のう腫（内膜症の一部、チョコレートのう胞）は手術をすすめられる場合があります。卵巣のう腫は良性でも大きいだけでその重さにより卵巣がねじれて緊急手術を必要とする事態になることがあります。子宮内膜症と診断されていて卵巣のう腫がある場合は、ごくまれに悪性化することもあります。

子宮筋腫の場合、10センチ以上の大きさになると膣を通らないので腹腔鏡手術では摘出できず、開腹手術をするしかありません。またいくつかある筋腫だけを取ることは子宮の壁を薄くしてしまうので子宮破裂の危険があります。そこでやむを得ず子宮全摘を決断する際、将来の卵巣がんの危険性を考え、担当の先生との相談によっては子宮・卵巣全摘術という選択肢もあると思います。

私の患者さんで、子宮内膜症にともなう卵巣のう腫と診断されて経過観察していた40代の女性がいます。まだ40代だったので手術を迷っておられたのですが、

―― 50歳になる手前で卵巣がんになってしまいました。そういう例もあるということを一応お伝えしておきます。

最期は自宅か、病院か

「死ぬまで自宅で過ごしたい」「最期は自宅で」と望む方が増えています。

終末期に病院でたくさんのチューブにつながれたまま体の自由を奪われて、生気を失った患者さんを目の当たりにした方は、とくにそう思うでしょう。

近年は国の方針が、「病院での医療から在宅医療へ」という方向にシフトしてきています。国の医療費の削減目的が前提であるとはいえ、そのための支援も手厚くなってきました。

在宅医療の充実もその一つ。病院に入院しているときと変わらぬ医療を提供できる在宅診療医には、保険点数というかたちで収入保障もされているので、訪問診療専門の医師も多くなりました。

医学界の実状を少し話すと、大学病院の医局に属さない医師が増え、大学に残って高度医療の専門医を目指す医師が減少している現実があります。私たちの時代と違って、皆が大学病院で研修し医局員になるわけではなく、自分の信じる医療の道を選び、その中で在宅診療医を目指す医師が増えたことも在宅医療の拡大につながっています。

そのため、在宅でも病院と同じ医療を受けられるようになってきました。住み慣れた自宅にいれば精神的にも落ち着き、動ける間は自由に活動できます。患者さん本人にとっては、確かに理想的かもしれません。

しかしその患者さんをサポートしている家族はどうでしょうか。

終末期の親を在宅医療で看取《みと》った私の友人のケースはこうでした。

その友人は、腎不全《じんふぜん》で末期を迎えていた父親を自宅で介護していました。介護ヘルパーや訪問看護師、在宅医療の医師の往診で、病院にいるのと同じ医療体制はとられていましたが、終末期になると夜中でも3時間おきに訪問看護師が来ることが負担だったそうです。

「ご家族は寝ていていてけっこうです」といわれても、やはり夜中に他人が家に入ってくるだけで気になりますからね。

終末期を看取る訪問診療所は24時間体制で、何かあれば夜中でも医師や看護師が駆けつけてくれます。病院に入院中は看護師が定期的に患者さんを見てまわるように、訪問看護師も定期的に患者さんの様子を見てチェックするシステムになっているんです。それを医師に報告することも義務づけられています。

夜中の訪問をやめてほしいなら、「万一のときは家族で看取ります」といえば断ることもできると思いますが、訪問を断るというのは勇気がいること。この先何が起こるかわからないので、安心のためにお願いしておくという方が多いようです。

そう考えると「病院じゃなく、自宅で死にたい」という自分の願いを貫《つらぬ》くべきか、「家族がたいへんな思いをしないように、最期は入院もやむなし」という選択肢を残しておくべきか、大いに迷うところですね。

ただ、こういうケースもあると知っておくだけで、あらゆるパターンを想定して考えることができるのではないでしょうか。

延命措置はどこまでするか

在宅医療で看取った家族からは、「たいへんだったけど、やれるだけのことはやった。最期まで自宅で看られてよかった」という話もよく聞きます。

それは家族の思いだけでなく、ご本人がそう望んでいたことを叶えられたという達成感からくるのかもしれません。

ご承知のとおり、自宅で容体が急変して救急車を呼ぶと病院に搬送され、救命措置がとられます。すでに心肺停止の状態でも、救急隊員や医師は心肺蘇生《そせい》を試みます。そうする義務があるからです。

搬送されたのが超高齢者で、「もう助からない」とわかっていてもやらざるを得ないという現実があるんです。

彼らの気持ちを代弁するなら、「これ以上やっても患者さんにつらい思いをさせるだけで、かわいそうだな」という声も聞こえてきそうです。心臓マッサージを強くすると、高齢でもろくなった骨は折れてしまいますからね。

近頃は、家族がとっさに救急車を呼んでしまったけれど、「やっぱり救命措置はしないでほしい」とその場で救急搬送を断るケースが増えているようです。

患者さんが「延命措置はしないで」といっていた言葉を思い出したのかもしれませんが、命を救おうと駆けつけた救急隊員は戸惑ってしまいます。

また救急搬送を受け入れた医師も同様。家族から急に「もうやめてください」といわれても、法に関わってくる問題なので「はい、わかりました」と簡単にいえることでもなく、慎重にならざるを得ません。

ちなみに、自宅で患者さんの家族が「息をしていない」と気づき、医師を呼ぶか病院に搬送したとき、死亡時刻は、医師が死亡を確認した時刻になります。

仮に、医師が日をまたいで心肺停止後数時間して到着しても、確認した日にちと時刻が死亡日時になります。

よく「家で亡くなると警察が調べに来るのではないか」と心配される方がいますが、それまでの経過を医師が診てきて、予想できたことと判断されれば不審死扱いにはなりません。

在宅医療を受けていなくても同様です。かかりつけの病院に病気治療のために長く通っていて、不審な点はないと判断されたら検視官や監察医が入ることはまずありません。

話がそれましたが、延命措置についてご説明しましょう。延命措置には、心肺蘇生、人工呼吸器装着、人工栄養補給、人工透析、水分補給、輸血などがあります。心肺蘇生は、心臓マッサージやＡＥＤ（自動体外式除細動器）など。人工呼吸器は、強制的に肺に酸素を送る装置です。通常は意識を落とし、気管に管を入れて酸素を送ります。人工栄養とは、点滴や胃ろうで水分や栄養を補給すること。

ただし、少し前までは胃ろうの措置がよくおこなわれていましたが、近頃はほとんどやりません。脳梗塞《のうこうそく》などで倒れ、今は食べられないけれど、リハビリができるようになるまで胃ろうで栄養を補給するという場合などはおこなわれます。

一昔前は、口から食べられなくなったり飲めなくなったら、人は枯れるように死んでいくものとされていましたが、今は医学の進歩で延命措置が可能になりました。

反面、命は延びても、弱った体にムチ打つような延命措置もなくはありません。心臓マッサージによる骨折もしかり。体が受けつけないのに無理な点滴でむくみが出たりすることもあります。

意識がないのに、気管を切開して人工呼吸器をつけたまま、ずっと眠り続けているという方もいます。意識があっても、人工呼吸器をつけると会話はできません。

はたして自分はどこまでの延命治療を望むのか……。意識がなくなってからでは「やめて」といえないということを、心に刻《きざ》んでおきましょう。

緩和ケアは初期段階から受けられる

がんになると、医師から緩和ケアをすすめられることがあります。

緩和ケアと聞いただけで、「そこは死にゆく者が行くところ」「終末期に受けるもの」「がん治療ができなくなった人へのケア」というイメージがあって動揺しがちですが、じつは緩和ケアを受けながら働いている方も多くいます。

緩和ケアとは、**痛みや倦怠感などの身体的症状の緩和、落ちこみや悲しみなどの精神的苦痛を和らげるためのケア**。病院によって違いはありますが、医師、看護師、薬剤師、栄養士、臨床心理士、ソーシャルワーカーなどがチームとなって患者さんやその家族をサポートしていきます。

がんと共生していくために、治療を受けながら並行して、外来診療や在宅診療で受けられるんです。

全国のがん診療連携拠点病院にはすべて緩和ケアチームがありますが、その病院以外でも医師による緩和治療だけを受けられるところがあるので、担当医や看護師に相談してみてください。

いよいよ治療ができない段階になり、終末期におこなわれるのがターミナル（終末期）ケアです。在宅医療でも受けられますが、病院内にある緩和ケア病棟は、がん治療が困難となったり、がん治療を希望しない人を対象に、がんの進行にともなう苦痛を和らげてターミナルケアをしていきます。

もう少し抗がん剤治療を受けてみたいという方は、緩和ケア病棟には入院できません。

一般病棟との違いは、患者さんや家族が過ごしやすい環境を提供していること。面会時間や外出の制限が少ないなど、比較的自由度の高い生活が送れます。

費用は一般病棟より高額になります。健康保険の自己負担3割の方が30日以内の入院なら、1日にかかる医療費は約5万円×0・3。61日以上になると、1日約3万3000円×0・3の費用がかかります。また病院によっては、室料の差額（差額ベッド代）が必要になることもあります。

最終的には国の高額療養費制度で自己負担限度額を超えた分の払い戻しがあるとはいえ、差額ベッド代は対象外です。入院前にどのくらいかかるのか確かめておいたほうがいいでしょう。


私が思うに、抗がん剤治療を受けながら少し元気になるような点滴もしてもらえて、痛みもとってくれるような「準・緩和ケア病棟」みたいなものがあればいいのにと願っているのですが、現時点では無理。「一般病棟と緩和ケア病棟の中間があれば」という声がもっと高まってくれば、今後は変わってくるかもしれません。

そこで現在、そういう患者の希望に応えようとがんばっているのが在宅医療の医師たちです。抗がん剤治療をしながら緩和ケアもしてくれて、患者さんの生活の質を落とさないようにトータルケアをする医師が増えています。

自分で探そうと思えば探せる時代なので、「自分はこうしたい」という希望を明確にしておくと、意に沿う医療をしてくれる医師が見つかりやすいと思います。

必ずやってくる死への心構え

数多くの死に立ち会ってきて

自分の終末期について考えると、なんだか暗い気持ちになってしまいますよね。

私もできれば「加齢ゲームはハッピーにジ・エンド」というお話にしたかったのですが、多くの方の病気や死と向き合ってきた医者としては、「必ずやってくる死」への心構えをお伝えする務めがあると思い、あえて自分を奮い立たせて書いています。

ある患者さんは末期の膵臓《すいぞう》がんでした。しばらくは抗がん剤の化学療法をがんばっていましたが、あまりにつらかったのか、亡くなる1ヵ前に「もう抗がん剤の治療はやめる」と宣言しました。

生きている間に、家族と旅行に行きたい。動けなくなる前にいろいろなことをしておきたい、という思いもあったのでしょう。そして、自分なりにできることをして旅立たれました。

　しかし彼の奥さまにとっては、治療をやめることは家族への裏切りのように感じたそうです。なぜなら、もっと治療をがんばって長く生きていてほしかったからです。

　その思いを引きずり、ご主人亡きあともしばらく苦しんでいました。「私たち家族のために、なぜもっと治療をがんばってくれなかったのか」という悔《くや》しい気持ちが長く続いたといいます。

　そういう遺族の方たちのお話を聞くと、やはり元気なうちに自分の考えを家族に話しておき、同意を求めておくことが大切だとつくづく感じます。元気なうちでなければ、家族も冷静に聞くことができませんからね。

　たとえば、脳腫瘍《のうしゅよう》になると、病状によっては生存期間が短くなるだけでなく、脳の組織が壊れて人格が豹変《ひょうへん》してしまう場合があります。認知症もそうですが、自分の本当の意思を伝えられなくなるんです。また白血病だと診断されると、猶予《ゆうよ》なく治療が始まり院外に出られなくなります。身辺の整理をするどころではありません。

「まさか自分が……」と思っていても、人の身には、いつ何が起こるかわかりません。

私はある時期、医院の待合室に「リビング・ウイルを書きませんか?」という張り紙をしていたことがあります。リビング・ウイルとは、「自分の命が末期であれば、こうしてほしい」と宣言し、生前の意思を書き記しておくことです（日本尊厳死協会のホームページなど参照)。

それを見た患者さんのお一人が、「リビング・ウイルを書いておきたい」と興味をもたれたので、簡単なシートのコピーを差し上げました。

その方は大学病院の人間ドック健診と合わせて、定期的にうちの医院で健康チェックをしていましたが、健診結果は毎回異常がなく、寝込んだことや薬を飲んだことがないほど健康そのもの。

しかし昨年、近所で買い物をした帰り道に突然、大動脈瘤破裂で亡くなってしまいました。こういうこともあるんです。

でも驚いたのはそのあと。奥さまによると、それまで大切にしていた手紙や写真などがすべて処分され、奥さま宛てのノートが2冊だけ残されていたそうです。そこには銀行口座をはじめ、自分が万一のときを考えて家族が困らないようにいろいろ記されてあったとか。「立つ鳥、跡を濁《にご》さず」といいますが、本当にあっぱれな旅立ち方だなと思いました。

こういうケースはまれですが、「今日は元気でも、明日はわからない」ということです。

コロナ感染が世界に拡がり、先ほどまでお話しできていたのに急激に具合が悪くなり、そのまま逝ってしまったとか、発症後あっという間に家族と引き離され、不条理なお別れとなったなどといったケースも耳にするようになりました。

人はいつなんどき、命を落とすかわからないのですから、元気なうちにやるべきことはきっちりと、という思いを新たにしたのは言うまでもありません。

私、常喜眞理が「最期に大事にしたいこと」

私は病気と死を隣り合わせで見てきた職業上、自分が願う終末期のイメージも思い描くようになりました。

人はそれぞれ置かれた環境や生き方が違うので、終末期に対する考え方は異なって当然です。ここからは、私個人の希望として考えていることを述べたいと思います。

「そこは自分の考えとは少し違うな」という方もいれば、「そういうのもありかな」と思う方もいるでしょう。自分の希望を考える上での「ものさし代わり」になればと思います。

まず、先にご紹介した「もしバナゲーム」で、「私が最期に大事にしたいこと」として選んだ10枚はこちら。

体に関するカードとしては、「痛みがない」「呼吸が苦しくない」「清潔さが維持される」「私が望む形で治療やケアをしてもらえる」でした。

精神的な事項に関するカードは、「ユーモアを持ち続ける」「尊厳が保たれる」「私の思いを聴いてくれる人がいる」の3枚。

そして周囲のことに関するカードでは、「家族の負担にならない」「私の価値観や優先順位を知る意思決定者がいる」「お金の問題を整理しておく」です。

何度やっても同じカードを選ぶので、当分は変わらないと思います。

これらを選んだ理由と私個人の思いについて、もう少し詳しく述べますね。

私は57歳になり、子どもも社会人になったので、親としての経済的責任も終わりました。たいへんなこともありましたが、社会生活においてはたいへん満足できる人生を送ってきたと思えるので、いつ人生が終わっても悔《く》いがありません。

そんなことから、私が病気を患《わずら》った場合は、苦しい思いをしたり経済的負担を増やしてまで過度な延命措置をする意味はないと思っています。

とはいえ、「生きる」ことに対して強い欲がなくなったわけではありません。

もしもがんになったら、5年生存率が40%くらいあれば治療を受け、生きる努力はしたいと思っています。進行がんであっても、一度は標準的治療を試してみたい。歩けるまでの回復を期待できる手術は受けたいですし、もう手術ができないステージでも標準的な化学療法を一度はやってみたいです。ただし経済的に困らない範囲でという条件つきです。

治療は耐えられそうなところまで続けて、自分の生活の質があまりにも下がってしまうようなら中止します。その後は、緩和ケアで痛みと苦しみだけ取ってもらいたいと思います。

痛みや呼吸苦は耐え難いので、苦痛が減るように投薬量を増やしてほしいです。それで意識状態が悪化し、命を縮めることになったとしてもかまいません。

意識がない、意思が伝えられない状況であるのに、延命措置をして生きつづけることは望みません。

ここまでが、終末期医療に関する希望です。

次に、自分の生活環境や精神的なこと、周囲に対して望んでいることは以下のとおり。

終末期の自分が過ごしたい場所は、一人で日常生活が送れるうちは自宅で、それが無理になったらホスピスあるいは病院を希望します。なぜなら、私にとって「家族の負担にならないこと」がもっとも重要なことだからです。

正直、最期まで家族とともに過ごせるのがいちばんだと思いますが、もしも自分が高齢でパートナーがそばにいない状況であれば、どこでもいいかなと考えている自分がいます。

パートナーが元気であれば、私の思いを尊重してくれるはずですが、もしも身内が子どもだけになっていたら、私の思いを聴いてくれることへの時間的拘束や精神的負担は与えたくないと思います。そのとき、私の思いを聴いてくれる他人（医療スタッフやボランティアの方など）が存在すればありがたいですけどね。

最期までユーモアをもちつづけることは、自分の中の大切な思いです。でもその状況により、気持ちの強さがどこまで続くかはわからないので、不安要素の一つでもあります。

「もしバナゲーム」で、10枚のうちからさらに絞りこむとしたら、**「私が望む形で治療やケアをしてもらえる」**と**「家族の負担にならない」**の2つです。

あなたなら、最期に何を重視するでしょうか？

私の望みと比較して、「自分ならこうだな」と考えるきっかけになればと思います。

「人生会議」という取り組み

厚生労働省は現在、「もしものときのために、自らが望む人生の最終段階の医療・ケアについて話し合ってみませんか？」という趣旨で、「人生会議」と銘打った啓蒙活動をしています。

少し前に、お笑いタレントを起用したポスターの内容が「あまりにも患者や家族への配慮がない」と抗議され、批判の声が報道されたのでご記憶にあるかもしれません。私もそれを見たとき、ふざけすぎていると憤《いきどお》りを感じたくらいですからね。

ただ「人生会議」そのものの取り組みについては評価しています。

もともとはアメリカで生まれた取り組み（ＡＣＰ：アドバンス・ケア・プランニング）で、普及しやすくするために日本語で「人生会議」と名づけられたようです。

そのリーフレットの説明文を以下にご紹介しますね。

【誰でも、いつでも、命に関わる大きな病気やケガをする可能性があります。命の危険が迫った状態になると、約70％の方が、医療やケアなどを自分で決めたり望みを人に伝えたりすることが、できなくなると言われています。

自らが希望する医療やケアを受けるために大切にしていることや望んでいること、どこでどのような医療やケアを望むかを自分自身で前もって考え、周囲の信頼する人たちと話し合い、共有することが重要です】

そして、話し合うべき内容として、以下のような事項がそれぞれ提示されています。その一部を抜粋します。

①もし生きることができる時間が限られているとしたら、あなたにとって大切なことはどんなことですか？
(例)・家族や友人のそばにいること
・家族の負担にならないこと
・痛みや苦しみがないこと
・経済的に困らないこと

②こんな最期だったらいいな、こんな医療やケアを受けてみたいなということはありますか？　逆に、これは嫌だなということはどんなことですか？

③もしもあなたが「生き続けることはたいへんかもしれない」という状況になったら、どのように過ごしたいですか？
(例)・必要な医療やケアを受けてできるだけ長く生きたい
・少し命が短くなる可能性はあるが、今以上の医療やケアは受けたくない

④　あなたが信頼していて、いざというときにあなたの代わりとして受ける医療やケアについて話し合ってほしい人はどなたですか？

ほかにも、いろいろ考えておくべきことが例として紹介されているので、厚生労働省の「人生会議」のホームページをご覧いただけたらと思います。

私は「もしバナゲーム」とほぼ同じ回答結果になりました。私の場合、普段から家族とそういう話はしていますし、自分の考えは共有できています。医療機関用に、「生命維持装置はつけないでください」という自筆の書面も用意しています。

さらに、病気の予想される経過や、あとどのくらい生きられるかの余命がわかったら、きちんと知りたいとも話しています。残された時間で何ができるか、考え直すことがないか自分と向き合いながら、整理していないものを片づける時間がほしいからです。

本当は、今から断捨離をしておけばいいのでしょうけどね。

終末期への不安を軽くする

最後は重苦しい話になってしまってごめんなさい！

でも「死」を考えることは、「生きること」を考える要素にもつながるんです。

死というゴールに至るまでの生き方を考えるきっかけになり、「こんなふうに生きたい」「こんなこともしてみたい」と考えながら前向きに生きることができます。


私が「今から自分の終末期のことも考えておきましょう」というのは、先の予測がつかない混沌とした時代だからということもあります。

世界中が混乱の渦に巻きこまれた新型コロナウイルス騒ぎだって、こんな事態がくることを誰が想像できたでしょう。この先も、また何が起こるかわかりません。


今の80代以上の高齢者で、命の危険にさらされた戦争体験をしていない方は、どちらかというと人生の終末期に入っても悠長に構えている傾向が多いようです。若い頃は世の中がだんだんよくなっていく高度経済成長期。いい時代に子育てを終えて持ち家があり、年金もそこそこもらえて生活もそれなりに営《いとな》まれているためか、最後までなんとかなるだろうと思えるのかもしれません。

実際、なんとかなっているんですよね。今はけっこう手厚い医療や介護が受けられるシステムができていて、さまざまなサービスも受けられますしね。

しかし近い将来、私たちが後期高齢者になったとき、今のような医療や介護のサービスは期待できないかもしれません。国が負担する医療費や福祉の割合は増加する一方で、しかも福祉に携《たずさ》わる人材不足も大きな問題となっています。私たちが今、外部サービスを利用しながら親の看護や介護をしてきたようなことは望めない可能性があるんです。

そうなれば、必然的に家族や子どもたちに負担がかかってしまうということ。でもほとんどの方は家族に迷惑をかけたくないと思っていますよね。それ以前に、物理的にも経済的にも無理な状況になっているかもしれません。

だから私は、子どもたちに迷惑をかけないためにも、元気なうちに自分で「最期はどうしたいか」という思いを整理しておいたほうがいいと思っています。

仮に認知症になったとしたら、自分の正確な意思は伝えることができません。延命のために生命維持装置をつけるかどうか、家族がつらい選択を迫られることもあるでしょう。末期のがんと宣告されたら、それだけで混乱して冷静な判断ができなくなります。

ましてや高齢になればなるほど判断力が低下する上、目の前に迫った死が現実味を帯びてくるので、家族は終末期の希望など聞けなくなってしまいます。たとえまだ元気であっても、80代の親が突然「私が万一こうなったときは……」といい出したら、まわりも戸惑って「そんな縁起でもないことを」と話をそらすかもしれません。

できれば50代から、遅くとも70代前半までの元気なうちに、家族に自分の希望を伝えておけば、それほど深刻にならずスムーズに受けとめられるはずです。家族間で一度でもそういう話題が出ていると、高齢になって「あれから考えが変わった。やっぱりこうしたい」と修正しても違和感なく聞いてもらえると思います。

そして自分が意識不明状態になって意思が伝えられなくなったとしても、家族は「そういえば、お母さんはこうしてほしいと話していたよね」「それは望んでいなかったと思う」と思い出して、自分の思いを汲《く》んでくれるのではないでしょうか。

そうした安心感が、「加齢ゲーム」の先にある終末期への不安を少しは軽くしてくれるはずです。何事も、**「備えあれば憂《うれ》いなし」**です！

●コラム
病気と共生する生き方を

ここまで何度も述べてきたように、人はいつ最期を迎えるか予想がつきません。病気や老衰だけでなく、災害や事故、予測のつかないウイルス罹患《りかん》で突然命を落とすこともあります。

そういう意味でいうと、日本人の死因第1位であるがんは、死に至るまでの期間にある程度猶予があるので、何らかの心構えや準備ができる病気です。たとえ早期発見で死に至らずに済んだとしても、がんと宣告されると多くの方が死というものを意識しはじめ、「残された人生を精いっぱい、楽しく生きよう」と思うようです。

がん細胞と闘う場合、ときには敗北してしまうこともありますが、がんを受け入れて共生するようになると、意外に長生きできることがあります。多くのがん患者と向き合ってきた医者の私でさえ、そこは不思議だなと思います。

がんは自分の細胞なので、その細胞を叩き潰そうとすると自分のいい細胞まで叩かれてしまいます。早期がんなら排除することは可能ですが、大きくなると自分も叩かれてしまってダメージが大きくなるんですね。

しかし、がんを「憎き敵」と考えず、「あまり悪さしないでね」くらいの気持ちで、深刻に考えすぎない患者さんほど長く生きている傾向を感じています。

私の先輩医師の病院に、超高齢者で全身にがんが転移している末期の患者さんが入院していました。ところが重度の認知症なので、自分ががんだということもわからない。ベッドでおとなしく寝ていることもなく、骨折してしまうから体操はだめといっても無視してしまうし、人の食べ物を取ってでもたくさん食べてしまう。しかし、病状から見て余命は1ヵ月くらいしかないだろうからと、静かに見守っていたそうです。ところがなんと、それから1年以上も生きて大往生されたとのこと。がんを気にせず、共生していくと、がん細胞もあまり暴れることなくおとなしくなっていくのかもしれませんね。

女性は閉経後、子どもを産むという生物的な役目を終えると、ある意味腹が据わってたくましくなるようです。60代になったら自然体で生きられるようになり、人生が楽しくなったという声もよく聞きます。それは、これから生きる上での覚悟ができるという見方もできます。

そう、人生をエンジョイする本番はこれから。病気も敵ではありません。病気や不調と上手に共生して、気高く輝く大人女子の生き方をともに歩んでいきましょう！

あとがき

私が医大生だった当時、同級生の女性はまだ2割に満たない時代でした。あこがれていた先輩女性医師はいましたが、はたして自分がどんな医者になれるのか、医者を続けていけるのか、漠然とした不安がありました。

医師になってまだ3年目で結婚し、比較的早く出産したため、同期に比べ経験が劣っているとか勉強ができていないとか、仕事に対してはいつも焦《あせ》っていたことを思い出します。当時医師としての未来を明確には描けませんでしたが、仕事を辞めたくないと強く思っていました。一方で家庭を大切に育《はぐく》みたいと心から願っていたので、欲張りのわりに体力がない私は、夫と両親にずいぶん助けてもらいました。今もとても感謝しています。

仕事ではさまざまなものに興味がありました。とくに消化管内視鏡装置の進歩は目覚ましく、その魅力に惹《ひ》かれて勉強させていただきましたが、医学の一つの分野にすべてを費やしてのめり込むような能力も体力もなく、いただいた仕事と一つひとつ向き合っていく日々でした。

自分の力量でも継続していける仕事が何なのか、そんな模索をずっと続けながら、家族、上司や同僚に恵まれてここまで続けてくることができました。内科医師として消化器系の専門医や医学博士の取得、学会活動まで大まかに一通り経験させていただけたのは周囲の方々のサポートのおかげです。

そんな長い手探りの生活の中で、結果的に開業医、産業医（会社の産業現場を支える医者）、幼稚園や保育園の園医、大学健診センターでの人間ドック診療医と、さまざまな仕事を続けさせていただくことができました。もちろん、プライベートではたくさんの困難もありましたが、それはそれで人生経験となり、勉強になりました。

もう一つ、大きな財産は異業種の方々とたくさんご縁を頂戴《ちょうだい》したことです。まったく違う視点で人生の機微《きび》を教えていただくことができました。

私の診療はそのような多くの方たちの温《あたた》かい気持ちに支えられています。日々お目にかかる0歳から90代までの患者さんたちが私に勇気をくださいます。

開業医は他人にお節介をやく仕事です。自分がハッピーでなければできません。これまで私を育んでくださったすべての方へのご恩返しが、少しでもできるよう心がけて診療しています。

それでも私がお目にかかり、ご縁をいただける方は限られています。日常診療の中でお話ししている内容を、もっと多くの方と共有させていただきたいと思っておりましたところ、さくら舎の猪俣久子さんが今回の本の出版についてお声をかけてくださいました。そこでできるだけ、なんだろうと興味をもって手に取っていただけるよう、人生をゲームにたとえ、攻略本のように読み進めていける企画にしていただきました。

ＲＯＵＮＤ１〜３は、私が日々診療時にお話しする細々としたことをまとめてお伝えすることができたと思います。そして今回の本で私がどうしてもお話ししたかったのが、ＲＯＵＮＤ４の終末期に関する内容です。

私は親が医療関係者ではないので、高齢になった両親に対して、なかなか死と向き合うような話ができないという現実を抱えています。一方、まだ老いの途中である私と主人は共に医者であり、日々患者さんたちの抱える問題や気持ちと向き合ってきました。とくに主人は長い間、脳腫瘍《のうしゅよう》という重い病気を専門としていたため、なおさらでした。私たちは患者さんたちの状況に自分たちを置き換え、自分ならどうするか、どうしてほしいか、その都度日常的に話し合ってきました。

体力や性格、家庭・仕事の環境、経済力、子どもの年齢、自分の年齢、さまざまな要因により、自分の考え方や希望は変わっていきます。もちろん変わって当然ですが、常日頃考えていくことで、次のステップの変化につなげることができるのではないかと思います。

この本を読んでいただき、健康維持の一助になれば、そしていつか訪れる自分が動けなくなるときのことから目をそらさず、いっしょに考えていただける機会になれば光栄です。

最後に取材・執筆に多大なお力添えをいただいた浅野祐子さん、このような機会をくださった編集の猪俣久子さん、いつもいつも適切なアドバイスで私を支えてくださるキャンディッドプロデュースの残間里江子さん、中山むつ枝さんに心より感謝申しあげます。

常喜眞理《じょうきまり》